Sampiouroman Somé

Alterações dos parâmetros de tolerância biológica em doentes VIH positivos

Sampiouroman Somé

Alterações dos parâmetros de tolerância biológica em doentes VIH positivos

acompanhamento no âmbito de um protocolo arv incluindo DTG nos serviços de dermatologia e de medicina interna do CHU-YO

ScienciaScripts

Imprint

Cover image: www.ingimage.com

This book is a translation from the original published under ISBN 978-620-6-72025-6.

Publisher:
Sciencia Scripts
is a trademark of
Dodo Books Indian Ocean Ltd. and OmniScriptum S.R.L publishing group

120 High Road, East Finchley, London, N2 9ED, United Kingdom
Str. Armeneasca 28/1, office 1, Chisinau MD-2012, Republic of Moldova, Europe
Printed at: see last page
ISBN: 978-620-8-09537-6

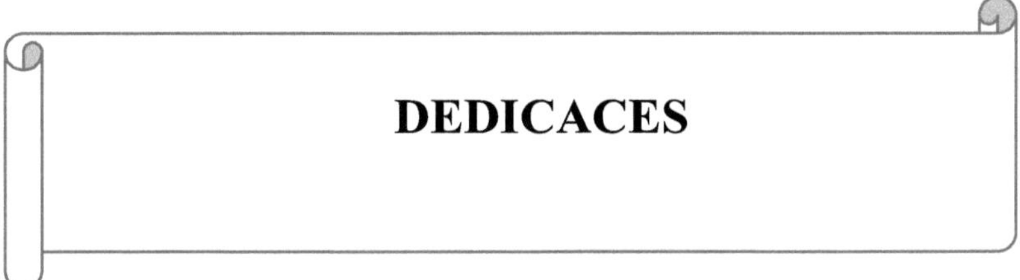

DEDICACES

DEDICACES

A DEUS Pai, Filho e Espírito Santo

Meu Senhor, que conheceis os corações, podeis ler no meu a imensa alegria, a gratidão e a necessidade de caminhar sempre na vossa bondade e graça. Tudo vem de ti Senhor, tu és o meu guia e a minha luz todos os dias. Agradeço-vos por todas as bênçãos na minha vida e em particular por este trabalho maravilhoso. Santificado seja o vosso nome.

Para o meu pai SOME Kouakou

Querido pai, nenhuma dedicatória, nenhuma palavra pode exprimir a gratidão que temos por ti. Incutiste em nós um sentido de espírito de luta, de honra e de sabedoria. Foste sempre um farol, o primeiro modelo e a fonte de inspiração nas nossas vidas. Depois de tanto esforço e sacrifício para nos dar acesso à educação. Não temos palavras para te agradecer, querido pai. Este trabalho é o fruto da nossa luta e dedicamo-lo a ti. Que o Todo-Poderoso te dê uma longa vida com saúde.

Para a minha mãe HIEN D. Emeline

Obrigado, mamã! Obrigado pelas tuas orações, bênçãos e apoio. Que o Todo-Poderoso te dê uma longa vida ao lado de nós, teus filhos.

À minha mulher Océane K. S. YARO, a ti, meu amor, sempre me apoiaste e os teus conselhos ajudaram-nos a ultrapassar todos os obstáculos. Obrigado por acreditares em mim, obrigado pela tua compreensão e paciência. Este trabalho também é teu. Que Deus nos mantenha juntos por muito tempo.

Ao meu filho SOME Sr. Mathis Adrien, fruto do nosso amor, toma esta obra como o objeto mais precioso da tua vida que um pai pode legar ao seu filho. Dedicamo-la a ti como um meio de comunicação cuja mensagem saberás descodificar e utilizar para servir a tua família. Que Deus te faça crescer em sabedoria.

Para a minha irmã mais velha Claire Sèohob SOME, a família é onde a vida começa e também onde o amor nunca acaba. Obrigada pelo vosso infinito amor, apoio e encorajamento. Mantenhamo-nos unidos. Que Deus fortaleça os nossos laços fraternos, o tempo passa, tudo se vai, mas não o amor que temos por ti.

Aos meus tios e tias Mwintière SOME, Sansao HIEN, David HIEN, Habraham HIEN, Sambébé SOME, Ingrid HIEN

Agradeço todos os vossos conselhos, orações e apoio. Que Deus vos abençoe e faça prosperar as vossas actividades.

Aos meus primos,

Obrigado por todos os vossos conselhos e encorajamento. Que Deus nos mantenha juntos durante muito tempo.

Aos meus sobrinhos e sobrinhas

O tio não teria podido realizar esta obra sem a vossa presença na vida dele e sem o sorriso que lhe mandais cada vez que o vedes. Que o Todo-Poderoso vos abençoe a todos e vos dê a sabedoria e a inteligência para fazerem melhor do que os vossos pais.

AGRADECIMENTOS

AGRADECIMENTOS

Os nossos agradecimentos vão para :

A todos os docentes da UFR/SDS: o mérito de terem concluído este trabalho é vosso, pois foi a vossa dedicação e abnegação no desempenho da vossa árdua tarefa de transmissão de conhecimentos que nos tornaram naquilo que somos. Que a qualidade da vossa formação em saúde, o rigor e a excelência do vosso trabalho sejam sempre o vosso credo.

Ao nosso orientador de tese: Professora **Estelle YOUL**

Caro Mestre, apesar da sua preciosa e atarefada agenda, deu importância a este trabalho, orientando-nos na sua realização. Pela sua dedicação, prontidão e grande espírito crítico, agradecemos-lhe muito sinceramente. Que o Senhor Todo-Poderoso o abençoe e a toda a sua família.

Ao nosso professor e codiretor: Dr. Désiré SOME

Obrigado pela sua gentileza, pela sua disponibilidade constante e pela sua atenção para com os seus alunos. Todos nós a admiramos e apreciamos. Do fundo do nosso coração, agradecemos-vos. Obrigado pela honra que nos deu ao tornar possível este trabalho e ao aceitar supervisioná-lo. Que Deus Todo-Poderoso vos pague cem vezes mais pelo bem que nos fizeram.

Ao nosso mestre : Doutor Emile OUEDRAOGO

Caro Mestre, aceitou sem hesitação co-orientar este trabalho, apesar das suas múltiplas ocupações. Admiramos o seu rigor científico e agradecemos-lhe os seus conselhos e o seu apoio. Que o Todo-Poderoso cuide de si e da sua família.

Aos majores e a todo o pessoal dos serviços de medicina interna e de dermatologia: o vosso espírito de equipa e de família foi uma grande ajuda para a boa execução do nosso trabalho, que foi facilitado pelo acolhimento e pela disponibilidade que nos deram. Mais uma vez, muito obrigado.

Aos meus parceiros de estudo Claver BONKOUNGOU, Lompo TIOYE, Adama SERE

Os meus sinceros agradecimentos pelo bom ambiente em que evoluímos ao longo dos anos. Que Deus fortaleça esta amizade, a torne duradoura e que cada um de nós tenha um êxito brilhante nas suas carreiras socioprofissionais.

A todos os meus amigos

Em sinal da amizade que nos une e da recordação de todos os bons momentos que passámos juntos, dedico-lhe este trabalho e desejo-lhe uma vida cheia de saúde, sucesso e felicidade.

[e]À 25ª turma de licenciados em farmácia da UJKZ

Boas carreiras sociais e profissionais para todos vós.

AOS NOSSOS ESTIMADOS MESTRES E JUÍZES

Ao nosso ilustre Mestre e Presidente do júri

Professor Elie KABRE

É

- Professor Titular de Bioquímica da UFR/SDS da Universidade Joseph KI-ZERBO;
- Antigo Diretor Adjunto da UFR/SDS da Universidade Joseph KI-ZERBO;
- Atualmente, é Diretor-Geral da Agence Nationale de Sécurité Alimentaire, de l'Environnement, de l'Alimentation et du Travail (ANSEAT).

Caro Mestre,

Estamos muito gratos pela honra e pelo privilégio que nos concedeu ao aceitar presidir ao júri desta tese, apesar dos seus muitos compromissos. Tivemos o privilégio de beneficiar do seu ensino ao longo do nosso percurso universitário. A sua capacidade de ensino, os seus vastos conhecimentos médicos, a sua disponibilidade e o seu rigor sempre nos surpreenderam. Que Deus o abençoe e o cumule de graças, a si e à sua família.

Ao nosso ilustre Mestre e Diretor de Tese

Professora Estelle N.H. YOUL

É

- Professor Titular de Farmacologia da Unidade de Formação e Pesquisa em Ciências da Saúde (UFR/SDS) da Universidade Joseph KI-ZERBO;
- Farmacêutico hospitalar no serviço de farmácia hospitalar do Hospital Universitário Yalgado OUEDRAOGO;

- Diretor de Farmacologia, Farmácia Clínica e Toxicologia Clínica de Urgência no Serviço de Farmácia Hospitalar do Hospital Universitário Yalgado OUEDRAOGO;
- Diretor adjunto da Unidade de Formação e Investigação em Ciências da Saúde da Universidade Joseph KI-ZERBO.

Caro Mestre,

É um privilégio e uma honra tê-lo como orientador da minha tese. Obrigado por ter aceite confiar-nos este trabalho.

Beneficiámos dos seus ensinamentos durante a nossa formação. A sua simplicidade, a sua serenidade, o seu rigor científico, a imensidão dos seus conhecimentos e as suas qualidades humanas mereceram sempre o nosso respeito.

Caro Mestre, o seu trabalho árduo e dinamismo profissional são um exemplo a seguir.

Queira aceitar, caro mestre, a expressão do nosso profundo respeito e dos nossos sinceros agradecimentos. Que Deus o abençoe e à sua família.

Ao nosso ilustre Mestre e Juiz

Professor Oumar GUIRA

É

- Professor Titular de Medicina Interna da Unidade de Formação e Pesquisa em Ciências da Saúde (UFR/SDS) da Universidade Joseph KI-ZERBO
- Diretor de Medicina Interna do Centro Hospitalar Universitário Yalgado OUEDRAOGO (CHU-YO)

Estamos muito gratos pela honra que nos deu ao aceitar julgar este trabalho, apesar da sua agenda muito preenchida. Tivemos o privilégio de beneficiar dos seus ensinamentos durante os nossos estudos universitários e ainda o recordamos como um grande homem de ciência, rigoroso e empenhado num trabalho bem feito.

Que Deus Todo-Poderoso vos conceda uma vida longa e feliz. Que ele continue a abençoar-vos e à vossa família.

Ao nosso ilustre mestre e codiretor

Dr. Désiré SOME

É farmacêutico;

Chefe do serviço de dispensa farmacêutica do serviço de farmácia hospitalar do CHUYO ;

Aceitou co-orientar esta tese;

Tivemos o privilégio de beneficiar da sua orientação e conselhos durante a nossa formação prática em farmácia hospitalar;

Gostaríamos de expressar a nossa sincera gratidão.

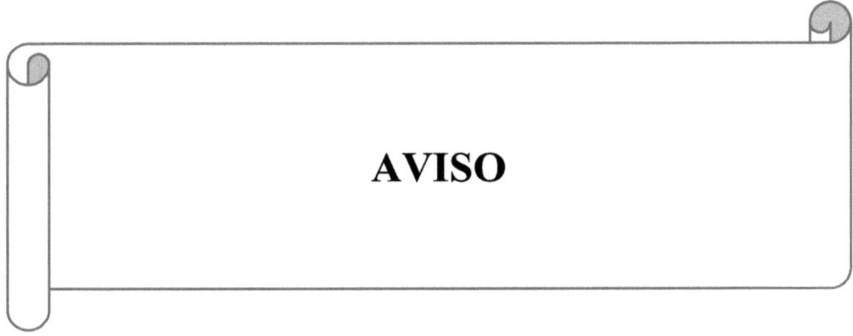

AVISO

"Por deliberação, a Unidade de Formação e de Investigação em Ciências da Saúde decidiu que os pareceres das dissertações a apresentar devem ser considerados como sendo dos próprios autores e que não pretende dar-lhes qualquer aprovação ou reprovação.

ÍNDICE DE CONTEÚDOS

ÍNDICE DE CONTEÚDOS

INTRODUÇÃO/DECLARAÇÃO DO PROBLEMA

INTRODUÇÃO E ENUNCIADO DO PROBLEMA

A infeção pelo Vírus da Imunodeficiência Humana (VIH) constitui a maior pandemia humana contemporânea de uma infeção que é constantemente letal na ausência de tratamento. [13].

A infeção pelo VIH persiste apesar dos esforços para a combater, causando uma elevada morbilidade e consequências desastrosas para as famílias. Para além da prevenção, é importante fornecer medicamentos mais eficazes [25].

A zidovudina foi introduzida como monoterapia em 1987. A terapêutica tripla foi introduzida entre 1995 e 1996, com uma combinação de inibidores da protease (IP) e inibidores não nucleósidos da transcriptase reversa (NNRTI). Os medicamentos genéricos foram introduzidos em 2001. Uma década mais tarde, surgiu o primeiro tratamento preventivo conhecido como PrEP (profilaxia pré-exposição) em 2012 [60]. Nos últimos anos, os tratamentos recomendados pela OMS para adultos e adolescentes consistiram em dois tipos de inibidores nucleósidos da transcriptase reversa (NRTI), acompanhados de um NNRTI ou de um IP. São preferidos os regimes simples, como as combinações de dose fixa e a toma uma vez por dia. Se necessário, o tratamento de segunda linha para adultos inclui dois NRTIs combinados com um inibidor da protease potenciado por ritonavir [56].

O Burkina Faso luta contra o VIH há mais de 30 anos através de uma abordagem descentralizada e participativa. A prevalência do VIH na população em geral passou de 7,17% em 1997 para 2,7% em 2003 e depois para 0,6% [0,6-0,9] em 2022, segundo o relatório de 2023 do Programa das Nações Unidas sobre o VIH/SIDA (ONUSIDA). [57]. O tratamento gratuito está disponível nos distritos sanitários do Burkina Faso desde janeiro de 2010. [64]. Isto melhorou significativamente a cobertura ARV, de 31543 em 2010 para quase 78511 pessoas em TARV em 2022 [64]. No Quadro Estratégico Nacional (QEN) para a luta contra a SIDA 2021-2025, o país adoptou as metas "95-95-95" para 2025: 95% das pessoas que vivem com o VIH (PVHIV) conhecem o seu estado serológico; 95% das PVHIV estão em tratamento ARV; 95% dos doentes em tratamento têm uma carga viral indetetável [9]. A avaliação do Plano Nacional Multissectorial (PNM) 2022 indica que os objectivos 95-95-95 para a luta contra a SIDA e as IST foram alcançados em 89%, 89% e 86%, respetivamente. Esta avaliação é crucial, especialmente nos países em desenvolvimento [9,38].

Em 2019, a OMS recomendou a utilização prioritária do dolutegravir (DTG) como tratamento de primeira e segunda linha contra o VIH para todas as populações, incluindo mulheres grávidas e mulheres em idade fértil, com base em provas. Além disso, 12 dos 18 países estudados pela OMS registaram níveis de resistência aos medicamentos superiores aos 10% recomendados antes do tratamento com DTG [53]. O dolutegravir é um tratamento diário do VIH sem restrições alimentares. Não necessita de potenciação farmacológica e oferece uma melhor proteção contra a resistência ao VIH. É bem tolerado e eficaz para os novos doentes, bem como para os que já foram submetidos a tratamento [24]. Todos os resultados acima referidos levaram à decisão de atualizar as orientações de 2019 [53]. O Burkina Faso, tal como outros países, adoptou as novas recomendações da OMS, defendendo a utilização de DTG [9].

Na ausência de dados de segurança a nível nacional, o objetivo do nosso estudo é descrever os efeitos adversos biológicos dos tratamentos anti-retrovirais, incluindo o dolutegravir, em pessoas que vivem com o VIH (PVHIV), a fim de melhorar a sua monitorização e gestão biológica.

PRIMEIRA PARTE: INFORMAÇÕES DE CARÁCTER GERAL

I. INFORMAÇÕES GERAIS SOBRE A INFECÇÃO PELO VIH

1. Epidemiologia da infeção pelo VIH

1.1 Situação mundial

De acordo com o Relatório Mundial 2023 da ONUSIDA, 39 milhões de pessoas viviam com o VIH em todo o mundo no final de 2022, mais de dois terços das quais (25,6 milhões) na Região Africana da OMS. No entanto, o número de pessoas infectadas diminuiu 38%, passando de 2,1 milhões em 2010 para 1,3 milhões em 2022. A mortalidade causada pelo VIH/SIDA também diminuiu 69% desde o pico em 2004 e 51% desde 2010, com uma estimativa global de 630.000 pessoas a morrer de doenças relacionadas com a SIDA em 2022, em comparação com 1,3 milhões em 2010. Esta redução do número de mortes a nível mundial deve-se em grande parte à disponibilidade e acessibilidade da terapia antirretroviral. De facto, 29,8 milhões de pessoas terão acesso à terapia antirretroviral em 2022, incluindo 77% dos adultos com mais de 15 anos e 53% das crianças dos 0 aos 14 anos.

Os progressos na luta contra o VIH/SIDA têm sido bastante significativos em todo o mundo, mas ainda é necessário envidar esforços para atingir o objetivo "95-95-95", que até 2022 era "86-89-93", ou seja, 86% de todas as pessoas que vivem com o VIH (PVHIV) conheciam o seu estado serológico, 89% delas estavam a receber tratamento antirretroviral (TARV) que salvava vidas e 93% das PVVIH em tratamento tinham conseguido a supressão da carga viral, tanto para melhorar a sua saúde como para reduzir a futura transmissão do VIH. [55].

1.2 A situação na África Subsariana

A África Subsariana é a região mais afetada pela infeção, com 25,6 milhões de pessoas infectadas, representando 70% dos casos globais em 2021. [30].

O relatório UNAIDS 2023 revela que 4,8 milhões de pessoas viviam com o VIH na África Ocidental e Central em 2022. Registaram-se 160 000 novas infecções, incluindo 110 000 novas infecções pelo VIH entre adultos com mais de 15 anos e 51 000 entre crianças dos 0 aos 14 anos. A taxa de mortalidade está estimada em 120 000 mortes relacionadas com a SIDA. [58].

Na África Oriental e Austral, cerca de 20,8 milhões de pessoas viverão com o VIH em 2022, com 500.000 casos de novas infecções, incluindo 450.000 adultos com mais de 15 anos e 58.000 crianças dos 0 aos 14 anos. A taxa de mortalidade nestas regiões é de cerca de 260 000 casos relacionados com a SIDA. [58].

1.3. Situação no Burkina Faso

No Burkina Faso, cerca de 97 000 pessoas, incluindo 16 000 crianças com menos de 15 anos, viviam com o VIH em 2020 [21].

A tendência da prevalência do VIH na população geral do Burkina Faso nos últimos dez anos tem sido descendente. O Burkina Faso está classificado como um país com uma epidemia mista, com uma prevalência na população em geral inferior a 1% e uma prevalência mais elevada em certos grupos populacionais. A prevalência da infeção pelo VIH na população adulta do Burkina Faso está estimada em 0,6%. [10].

Esta prevalência é bastante elevada em determinados grupos populacionais, nomeadamente trabalhadores do sexo (6,8%); homens que têm sexo com homens (HSH) (27,1%); reclusos (2,1%); pessoas com deficiência (4,6%); consumidores de drogas (0,5%); profissionais de saúde (1,9%) [10].

Em relação ao objetivo 95-95-95, o Burkina Faso registou os seguintes dados em 31 de dezembro de 2022: 78 511 PVVIH conhecem o seu estado serológico, ou seja, uma taxa de 89%; 78 511 PVVIH estão em tratamento ARV, ou seja, 89%; e 75 511, ou seja, 86% das PVVIH em tratamento registaram uma carga viral indetetável [9].

2 . Tratamentos do VIH/SIDA no Burkina Faso

2.1. Finalidade e objectivos do tratamento

2.1.1. Objetivo do tratamento

O tratamento antirretroviral combinado impede a multiplicação do VIH e pode eliminar o vírus do sangue. Desta forma, o sistema imunitário do doente recupera, vencendo as infecções e impedindo o desenvolvimento da SIDA e de outros efeitos a longo prazo da infeção pelo VIH.

2.1.2. Objectivos

O objetivo geral da TARV é melhorar a qualidade e a esperança de vida das pessoas que vivem com o VIH.

Especificamente, as TAR permitem :

- Tornar a carga viral indetetável durante o máximo de tempo possível;
- Restabelecimento duradouro da imunidade ;
- Reduzir ou mesmo eliminar o risco de transmissão do VIH.

2.2 Classificação e mecanismos de ação

As diferentes classes terapêuticas de ARV actuam em fases diferentes. São prescritos sob a forma de uma combinação de vários medicamentos, frequentemente uma terapia tripla, para evitar que o vírus se torne resistente a estas substâncias. Os diferentes mecanismos de ação dos ARV são apresentados na figura seguinte [9] :

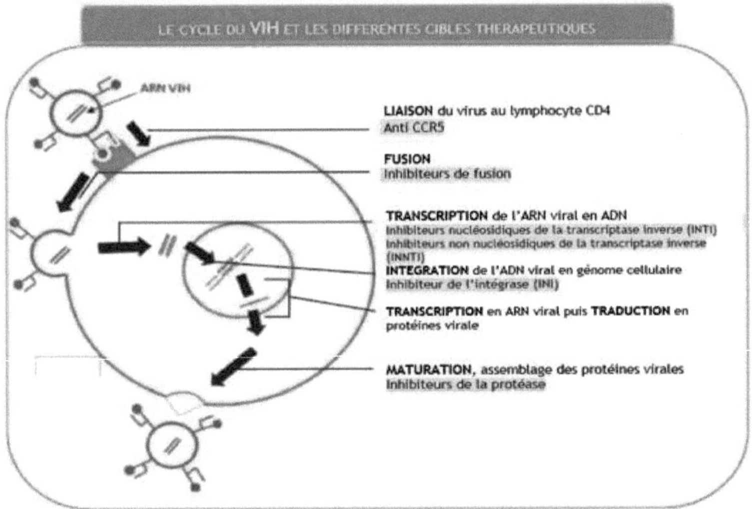

https://vihclic.fr/antiretro-viraux/mode-action-physiopathologie-traitements-antiretroviraux/

Figura 1N íveis de ação dos ARV [9]

São elas [9,34,48] :

❖ **Inibidores da transcriptase reversa** :

Estão subdivididos em três subclasses: inibidores nucleósidos da transcriptase reversa (NRTI), inibidores nucleótidos da transcriptase reversa (NNRTI ou NNRI) e inibidores não nucleósidos da transcriptase reversa (NNRTI ou NNRI). Os NRTI bloqueiam a transcriptase reversa ao competir com os nucleósidos naturais. Os NNRTI bloqueiam a transcriptase reversa competindo com os nucleótidos naturais. Os NNRTI actuam diretamente através da ligação ao local catalítico da transcriptase reversa do VIH1; são inactivos contra o VIH2.

Os nucleótidos são moléculas orgânicas que constituem o ADN, o ARN e o ATP. São constituídos por uma base nucleica (a base azotada pirimidina ou purina), uma pentose (2'-desoxirribose ou ribose) e um grupo fosfato na posição C5'. Quando não contêm fosfatos, são denominados nucleósidos.

- **Inibidores da protease (IP)**: impedem a montagem de proteínas virais recém-sintetizadas, ligando-se ao local catalítico da protease, bloqueando assim a sua atividade proteolítica.
- **Inibidores da integrase (II):** impedem a inserção covalente ou a integração do genoma do VIH no genoma da célula hospedeira através da inibição da atividade catalítica da integrase.
- **Inibidores da fusão (IF)**: bloqueiam a fusão entre a membrana viral e a membrana da célula-alvo, impedindo assim a entrada do ARN viral na célula-alvo através da inibição do rearranjo estrutural da gp-41 do VIH1.
- **Inibidores do capsídeo:** Esta é uma nova família de medicamentos anti-retrovirais. Actuam perturbando a estabilidade do "escudo" que protege o genoma do VIH e as enzimas que este utiliza para desviar o papel das células imunitárias CD4, de modo a que estas comecem a criar cópias do vírus. Esta classe de medicamentos anti-retrovirais tem a particularidade e a vantagem, em relação a outras classes, de poder intervir simultaneamente em várias fases do ciclo de replicação [12].
- **Inibidores do CCR5:** São antagonistas dos co-receptores de membrana do VIH. Atualmente, são representados pelo maraviroc (CELSENTRI®). Trata-se de um inibidor seletivo e reversível do CCR5 [68,72]. A sua ação não é dirigida contra o vírus, mas sim contra o seu alvo, o co-recetor CCR5. Impede a ligação da glicoproteína do envelope do VIH (gp120) aos co-receptores CCR5, bloqueando assim a entrada do VIH nas células-alvo [2].

❖ **N.B.: Reforços ou potenciadores farmacocinéticos**

Um potenciador é um composto que tem a propriedade de aumentar a concentração plasmática de um medicamento ao qual está associado, nomeadamente através da inibição dos citocromos P450 intestinais e hepáticos. O ritonavir em dose baixa (100 a 200 mg/dia) é utilizado para este efeito e não como antirretroviral. O cobicistate é também utilizado pelo seu efeito de reforço. Não têm propriedades anti-retrovirais, qualquer que seja a dose. [8].

2.3. Propriedades farmacológicas dos anti-retrovirais

2.3.1. Propriedades farmacocinéticas dos ARV

A farmacocinética dos ARV está resumida no quadro seguinte [59,67] :

Mesa IR esumo das propriedades farmacocinéticas

	F (p. 100)	max T (h)	Fp (p. 100)	Eliminação	T1/2 (h)
Abacavir	75 (S)	1	49	rim + enzimas fígado	0,8-1,5
Didanosina	40 (A)	1	< 5	rim	1-2
Emtricitabina	90 (S)	1	< 5	rim	9
Lamivudina	80 (S)	1	< 5	rim	2-3
Zidovudina	60 (S)	1	20	rim + conjugação	1-1,5
Tenofovir	40 (R)	2-3	< 10	rim	14
Efavirenz	50 (S)	2-5	99,5	rim + CYP2B6	50
Nevirapina	90 (S)	4	60	rim + CYP2B6 + 3A4	25-30
Etravirina	ND	4	99,9	rim + CYP3A + CYP2C	30-40
Atazanavir	ND (R)	2	86	rim + CYP3A	7
Darunavir	ND (R)	1-4	94	rim + CYP3A	10-15

Indinavir	60 (A)	1	60	rim + CYP3A	1,5-2
Lopinavir/r	ND (R)	5	99	rim + CYP3A	5-6
Ritonavir	70 (R)	3	99	rim + CYP3A	3-5
Enfuvirtida	70 (canal SC)	7	97	Peptidases → aminoácidos	3-8
Maraviroc	25-35 p. 100(S)	2	76	rim + CYP3A	13
Raltegravir	ND (R)	3	83	rim + UGT1A1	9

max 1/2 F: biodisponibilidade; T: tempo até ao pico da concentração plasmática; fp: ligação às proteínas plasmáticas; T: semi-vida; S: refeição sem efeito clinicamente significativo; R: a refeição aumenta a biodisponibilidade, A: jejum (a refeição diminui a biodisponibilidade); ND: não determinado.

2.3.2. Efeitos terapêuticos

Os tratamentos anti-retrovirais disponíveis demonstraram reduzir a morbilidade e a mortalidade associadas à infeção pelo vírus da imunodeficiência humana (VIH), mas não erradicam o vírus. [42].

As diferentes classes de medicamentos anti-retrovirais actuam contra o VIH de formas diferentes e, quando combinados, são muito mais eficazes no controlo do vírus e menos susceptíveis de promover a resistência aos medicamentos do que quando tomados separadamente. Os tratamentos anti-retrovirais combinados impedem a multiplicação do VIH e podem fazer com que o vírus desapareça da corrente sanguínea. Isto permite ao sistema imunitário do doente recuperar, vencer as infecções e evitar o desenvolvimento da SIDA e outros efeitos a longo prazo da infeção pelo VIH [56].

2.3.3. Principais efeitos adversos do tratamento antirretroviral

A terapêutica antirretroviral tripla conduziu a uma redução espetacular da mortalidade e da morbilidade associadas à infeção pelo VIH. No entanto, a administração prolongada destes medicamentos pode provocar efeitos indesejáveis que podem mesmo comprometer a vida do doente. Em termos gerais, distinguimos entre os efeitos tóxicos específicos dos medicamentos anti-retrovirais (toxicidade mitocondrial, perturbações do metabolismo dos hidratos de carbono e dos lípidos e reacções de hipersensibilidade) e os efeitos indirectos da combinação de medicamentos anti-retrovirais com outros tipos de medicamentos (eventos cardiovasculares ligados a perturbações metabólicas). [22]. Os principais efeitos adversos por classe farmacológica são os seguintes

Tabela II Resumo dos efeitos adversos dos ARV [11]

ICD	Classes farmacológicas	Efeitos indesejáveis
Zidovudina		Toxicidade hematológica, Miopatias mitocondriais
Lamivudina	Inibidores nucleósidos da transcriptase reversa (NRTI)	Reacções adversas transitórias e de baixa intensidade
Abacavir		Reacções de hipersensibilidade
Emtricitabina		Reacções adversas transitórias e de baixa intensidade
Tenofovir	Inibidor nucleótido da transcriptase reversa (NRTI)	Hipofosfatemia, síndrome de Fanconi (excecional)
Efavirenz	Inibidores não nucleósidos da transcriptase reversa (NNRTI)	Erupção cutânea, Perturbações neurosensoriais
Nevirapina		Toxicidade cutânea, incluindo formas graves (Stevens-Jonhson; Lyell), Hepatite de hipersensibilidade
Lopinavir + Ritonavir		Doenças do aparelho digestivo

Atazanavir		Sintomas neurológicos periféricos, dores de cabeça, insónia, vómitos, diarreia, dor abdominal, náuseas, dispepsia, iterícia, erupção cutânea, síndrome de lipodistrofia, astenia
Darunavir		Dores de cabeça, Náuseas, Diarreia
Fosamprena vir		Náuseas, hipertrigliceridemia, hipercolesterolemia, hiperglicemia
Raltegravir	Inibidor da integrase (II)	Vertigem, artralgia, astenia, dor abdominal, prurido, citólise hepática
Dolutegravir		Diarreia, dores de cabeça, insónia, náuseas, tonturas, hipersensibilidade do tipo erupção cutânea, lesões hepáticas graves.
Enfuvirtida	Inibidor de fusão (FI)	No local da injeção: vermelhidão, dor, pequenas protuberâncias.
Maraviroc	Inibidor de entrada	Tosse, febre, infecções pulmonares, erupções cutâneas, dores musculares e abdominais, tonturas, obstipação, comichão, dificuldade em dormir

2.4. Tratamentos anti-retrovirais disponíveis no Burkina Faso

Tabela IIIP rincipais moléculas anti-retrovirais por grupo farmacológico [9]

Moléculas	Dosagem para adultos
Inibidores nucleósidos da transcriptase reversa (NRTI)	
Abacavir (ABC)	300 mg duas vezes por dia ou 600 mg uma vez por dia
Emtricitabina (FTC)	200 mg uma vez por dia

Lamivudina (3TC)	150 mg duas vezes por dia ou 300 mg uma vez por dia
Zidovudina (AZT)	200-300mg duas vezes por dia
Inibidores nucleótidos da transcriptase reversa (NRTI)	
Tenofovir (TDF)	300 mg uma vez por dia
Tenofovir alafenamida (TAF)	25 mg uma vez por dia
Inibidores não nucleósidos da transcriptase reversa (NNRTI)	
Efavirenz (EFV)	600 mg uma vez por dia ou 400 mg uma vez por dia
Nevirapina (NVP)	200 mg uma vez por dia durante 14 dias, depois 200 mg duas vezes por dia
Etravirina (ETV)	200 mg duas vezes por dia
Rilpivirina* (RPV)	25 mg uma vez por dia
Inibidores da protease (IPs)	
Lopinavir/ritonavir (LPV/r)	400 mg/100mg duas vezes por dia
Darunavir (DRV)	800 mg+100 mg de ritonavir uma vez por dia ou 600 mg + 100 mg de ritonavir duas vezes por dia
Atazanavir/ritonavir (ATV/r)	300 mg/100mg uma vez por dia

Tabela IV Principais moléculas anti-retrovirais por grupo farmacológico (Continuação)

Moléculas	Dosagem para adultos

Ritonavir (RTV)	Dosagem consoante a combinação
Fosamprenavir/ritonavir (FPV/r)	700 mg+100 mg duas vezes por dia
Inibidores da integrase (II)	
Raltegravir (RAL)	400 mg duas vezes por dia
Dolutegravir (DTG)	50 mg uma vez por dia (duas vezes por dia em doentes não virgens de II)
Inibidores de fusão (FI)	
Enfuvirtida * (T20)	90 mg duas vezes por dia por injeção subcutânea
Antagonistas do CCR5	
Maraviroc (MVC)	150 a 600 mg 2 vezes por dia

*As moléculas assinaladas com um asterisco não estão disponíveis no Burkina Faso.

❖ **Tratamento preventivo com ARVs ou profilaxia pré-exposição (PrEP)**

A profilaxia pré-exposição (PrEP) é um método de prevenção baseado em medicamentos que utiliza as seguintes moléculas:

-Tenofovir em monoterapia (TDF) ou ;

-Uma combinação fixa de Tenofovir/Emtricitabina ou Lamivudina ou ;

Injectáveis de libertação prolongada, tais como Cabotegravir ou ;

Anéis vaginais de libertação prolongada, como o anel vaginal que contém Dapivirina.

Estes tratamentos são utilizados como medida preventiva, permitindo que as pessoas seronegativas não sejam infectadas pelo VIH, mesmo que entrem em contacto com o vírus. Como o nome indica, é utilizado "antes da exposição" ao VIH, seja ela potencial ou comprovada. É também indicada para pessoas em "risco substancial", definido como um risco de contrair o VIH superior a 3 por 100 pessoas-ano. [9].

- **Tratamentos de injeção**

Desde 21 de dezembro de 2021, estão disponíveis tratamentos injectáveis comercializados pela ViiV Healthcare para o tratamento da infeção pelo VIH. Trata-se de uma nova combinação de um inibidor da integrase e de um inibidor não-nucleosídeo da transcriptase reversa, nomeadamente o cabotegravir e a rilpivirina, respetivamente, injetável de dois em dois meses, com um perfil de ação prolongado. [1].

- **Quimioprofilaxia**

A quimioprofilaxia não é um tratamento antirretroviral, mas uma estratégia destinada a utilizar medicamentos em pessoas que vivem com o VIH para reduzir a ocorrência de infecções oportunistas (profilaxia primária) ou a recorrência de uma infeção previamente tratada e curada (profilaxia secundária).

A profilaxia primária utiliza principalmente cotrimoxazol, enquanto a profilaxia secundária utiliza cotimoxazol, aciclovir, fluconazol ou a combinação de pirimetamina+clindamicina+ácido folínico ou pirimetamina+sulfadiazina+ácido folínico [11].

2.5. Protocolos terapêuticos no Burkina Faso

A terapia combinada recomendada é uma combinação de três (3) ARVs ou terapia tripla com duas classes diferentes de ARV:

Combinação "2 IN + 1 II": indicada em casos de infeção por VIH1 ou VIH2 ou de co-infeção por VIH-1 e 2. [50].

Mesa V Escolha de compostos de primeira linha para o VIH1, VIH2 e VIH1+2

ARV de primeira linha	Esquemas
Esquema recomendado	TDF/FTC ou 3TC / DTG
Regimes alternativos	TDF/FTC ou 3TC/EFV 400 AZT /3TC + EFV 600 AZT/3TC+DTG TDF/3TC ou FTC + LPV/r

NB: No caso do VIH-2, devem ser utilizados regimes que contenham DTG ou LPV/r. Em caso de insuficiência renal, pode ser utilizado um regime à base de ABC.

Serão utilizados regimes alternativos em caso de contraindicação ou toxicidade de um ou mais compostos do regime preferencial de primeira linha. A substituição do composto que causou o dano será efectuada da seguinte forma, tendo em conta a gravidade do efeito secundário.

Considera-se regime de primeira linha qualquer regime de primeira linha num indivíduo que não tenha recebido qualquer tratamento antirretroviral. Qualquer substituição em caso de intolerância, por exemplo, é também considerada um regime de primeira linha. [22].

Tabela VI Protocolos ARV de segunda linha no Burkina Faso

Tipo de VIH	Tratamento de primeira linha	Tratamento de segunda linha recomendado	Tratamento alternativo de segunda linha

VIH1	TDF/FTC ou 3TC/DTG TAF/FTC ou 3TC + DTG	AZT / 3TC+ ATV/r ABC / 3TC+ ATV/r	AZT/3TC+LPV/r ABC/3TC + LPV/r
	TDF /FTC ou 3TC/ EFV	AZT / 3TC+ DTG ABC / 3TC+ DTG	ABC / 3TC+ ATV/r ou LPV/r AZT / 3TC+ ATV/r ou LPV/r
	AZT/3TC+EFV	TDF/3TC/DTG ABC/3TC+DTG	TDF/FTC+DTG TDF/FTC+ ATV/r ou LPV/r ABC/3TC+ ATV/r ou LPV/r
HIV2 e VIH1 &2	TDF/FTC ou 3TC/DTG TAF/FTC ou 3TC + DTG	AZT/3TC+ LPV/r ABC/3TC+ LPV/r	AZT/3TC+ DRV/r ABC/3TC + DRV/r
	TDF/FTC+ LPV/r	AZT/3TC+DTG ABC/3TC+DTG	ABC/3TC+DRV/r AZT/3TC+ DRV/r
	AZT/3TC + LPV/r	TDF/3TC/DTG ABC/3TC+DTG	TDF/FTC+DTG TDF/FTC ou 3TC + DRV/r ABC/3TC+DRV/r

2.6. Recomendações actuais no Burkina Faso

Tabela VII Regime de primeira linha recomendado para adultos, incluindo mulheres grávidas e adolescentes com peso superior a 35 kg

Categoria da	Opção de primeira linha recomendada	Alternativas para a 1ª linha

populaçã o		
Adultos, adolescentes com peso superior a 35 kg e mulheres grávidas	TDF/3TC/DTG	TDF/3TC (OU FTC)/EFV (400mg) AZT/3TC+DTG AZT/3TC+EFV (400mg)

As novas PVHIV são sistematicamente inscritas no TLD, exceto se houver contraindicação. [43].

Desde 2019, o dolutegravir e o efavirenz em dose baixa, em combinação com dois NRTI, podem ser utilizados no tratamento de primeira ou segunda linha, e o darunavir/ritonavir continua a ser o medicamento âncora para o tratamento de terceira linha. A utilização de terapias duplas que combinam dolutegravir e lamivudina para o tratamento inicial também é possível em determinadas condições. [54].

A estratégia de primeira linha continua a ser a combinação de vários medicamentos de diferentes classes. ème Tradicionalmente, o tratamento de primeira linha inclui 2 NRTI e um agente 3 de uma classe diferente. ème Este 3 agente tem evoluído ao longo do tempo: IP reforçado com Cobicistat ou Ritonavir, NNRTI e, mais recentemente, inibidores da integrase [33].

2.7. Dolutegravir

Com base em novas provas sobre os benefícios e os riscos, a Organização Mundial de Saúde recomenda que o dolutegravir (DTG) seja utilizado preferencialmente como tratamento de primeira e segunda linha para o VIH em todas as populações, incluindo mulheres grávidas e mulheres em idade fértil. [53].

Substância eficaz com poucos efeitos secundários, o DTG é atualmente um dos anti-retrovirais mais utilizados (27% dos terceiros agentes utilizados; dados de 2018 do Hospital Universitário de Toulouse). Antirretroviral relativamente recente (comercializado em França desde 2014), demonstrou o seu valor na forma combinada com dois NRTI na terapia tripla. O DTG é também útil na terapêutica combinada com a Rilpivirina e, potencialmente, com um inibidor nucleósido como a Lamivudina. Por outro lado, o DTG não demonstrou qualquer benefício como estratégia de monoterapia. De facto, têm sido frequentemente observados insucessos virológicos, com a seleção de mutações de resistência.

2.7.1. Mecanismo de ação do dolutegravir

A classe dos inibidores da integrase representa a mais recente família de anti-retrovirais a ser desenvolvida e disponibilizada como estratégia terapêutica. Após a fusão do virião com a membrana, o ARN viral é libertado e retrotranscrito em ADN de cadeia dupla, uma etapa especificamente visada pelos inibidores da transcriptase reversa nucleósidos e não nucleósidos. Este ADN é então transportado para o núcleo da célula, onde se integra no genoma da célula hospedeira. É esta fase exacta que é visada pelos inibidores da integrase.

2.7.2. Propriedades farmacológicas da DTG

- **Farmacocinética**

A farmacocinética do DTG foi linear num intervalo de dose de 10 a 50 mg. O DTG tem uma meia-vida de 24 horas (T1/2=24h) [62].

O DTG é rapidamente absorvido (Tmax = 2,5 h). A absorção e a exposição do DTG são afectadas pela composição da refeição.

A DTG está altamente ligada às proteínas plasmáticas (>99%). A albumina é a principal proteína utilizada para transportar a DTG no compartimento vascular. Pensa-se que a glicoproteína alfa-1-ácido desempenha um papel menos importante na ligação da DTG ao sangue.

A uridina difosfato (UDP)-glucuronosiltransferase (UGT) 1A1 é a principal enzima envolvida no metabolismo da DTG. Outras vias menores incluem o citocromo P450 3A4 (CYP450) e UGT1A3 e 1A9. O DTG não inibe ou induz estas três enzimas ou outras CYP (1A2, 2A6, 2B6, 2C9, 2C19, 2D6, 2B7). Os metabolitos não têm qualquer atividade antirretroviral de interesse.

A DTG é eliminada principalmente nas fezes (64%), sob a forma de substância parental e metabolitos. A DTG também é excretada na urina (31,6%), principalmente como um metabolito glucuroconjugado, resultante do metabolismo pela UGT1A1. Os metabolitos resultantes de reacções de oxidação (via CYP3A4) são também eliminados pelos rins [47].

❖ **Interações medicamentosas s**

O dolutegravir (DTG) não deve ser administrado concomitantemente com catiões divalentes, uma vez que estes últimos provocam uma redução significativa da biodisponibilidade do DTG (de 40 a 75%). O magnésio, o alumínio, o cálcio e o ferro ferroso devem ser administrados 6 horas antes ou 2 horas depois do DTG. Esta interação está relacionada com o mecanismo de ação antirretroviral do DTG, que quelata o magnésio utilizado pela integrase viral como cofator enzimático.

Os indutores enzimáticos potentes da CYPA3A4 e da UGT1A1 conduzem a uma diminuição da exposição ao DTG. A carbamazepina, tal como a rifampicina, conduz a uma diminuição de 50% da área sob a curva (AUC) do DTG.

O DTG provoca a acumulação de metformina através da inibição do transportador renal OCT-2. Por conseguinte, a combinação deve ser tratada com precaução, uma vez que pode conduzir a um risco de acidose láctica, que é fatal em 50% dos casos. Por conseguinte, não são recomendadas doses máximas (1000 mg x 3 / dia) de metformina. [47].

2.7.3. Reacções adversas ao dolutegravir

Nos ensaios clínicos, o dolutegravir, tal como todos os inibidores da integrase, foi bem tolerado, geralmente seguro e eficaz. No entanto, como acontece com qualquer tratamento, registaram-se acontecimentos adversos que os doentes que tomam dolutegravir devem conhecer. Os mais comuns foram

- Dores de cabeça ;
- Dificuldade em adormecer ;
- Náuseas ;
- Diarreia;
- Sensação de tonturas;
- Pesadelo ;
- Vertigem.
- Defeito do tubo neural.

Podem ser notificados outros acontecimentos adversos à medida que o dolutegravir se torna mais amplamente utilizado na comunidade, como acontece com qualquer novo medicamento. [31].

2.7.4. Perspectivas terapêuticas s

A única solução encontrada até à data consiste em manter a triterapia durante toda a vida. De facto, todos os medicamentos antivirais utilizados até hoje favoreceram a evolução darwiniana do VIH: com o tempo, o vírus desenvolve mutações que o tornam resistente aos medicamentos, permitindo-lhe escapar à sua ação. Até à data, estas mutações foram sempre favoráveis ao vírus. O dolutegravir provou ser a primeira molécula antirretroviral a ter o efeito contrário: se as mutações forem selecionadas, são desfavoráveis ao VIH, cuja capacidade de replicação (conhecida como fitness) é reduzida em 80%.

Se isto fosse confirmado in vivo em doentes não pré-tratados com o inibidor da integrase, abriria novas hipóteses sobre a mutagénese dirigida ao local. "Se obtivermos estas duas mutações, é possível que o vírus só consiga multiplicar-se minimamente ou não se multiplique de todo", afirma Pierre Dellamonica, Professor de Doenças Infecciosas no Hospital Universitário de Nice. Atualmente, a investigação centra-se nas vacinas e nas tentativas de erradicação do vírus. Por conseguinte, é legítimo explorar esta nova hipótese através da constituição de uma coorte de doentes tratados com dolutegravir e da realização de um ensaio clínico de tratamento precoce com dolutegravir. Esta última abordagem permitiria colocar o VIH fora de ação, preservando a imunidade celular (CTL) desenvolvida contra ele, que seria então capaz de controlar o VIH em vez dos anti-retrovirais... e, por conseguinte, de os parar [62].

3. Controlo biológico das PVVIH em tratamento no Burquina Faso

A monitorização biológica dos doentes com VIH em tratamento desempenha um papel essencial na gestão da infeção pelo VIH. A monitorização dos doentes tratados permite verificar a tolerabilidade do tratamento através de parâmetros bioquímicos e hematológicos. [28].

Tendo em conta os problemas de acesso às análises biológicas, a OMS definiu prioridades entre testes estritamente essenciais, testes desejáveis e testes facultativos:

- Avaliação básica altamente recomendada: hemograma, ALAT/ASAT, creatinina, açúcar no sangue, teste de gravidez;
- Testes desejáveis: bilirrubinemia, lipidemia, contagem de CD4;
- Testes opcionais: carga viral plasmática.

Estes testes devem ser efectuados a intervalos razoáveis de 3-6 meses. Podem ser efectuados outros testes biológicos, dependendo do estado clínico do doente e dos medicamentos utilizados. [44].

No Burkina Faso, a frequência do acompanhamento após o início do tratamento é a seguinte: M1, M3, M6, M12 e de 6 em 6 meses após o primeiro ano [9].

3.1 Investigação dos parâmetros do hemograma

O hemograma mede o número absoluto de células contidas por unidade de volume de sangue [18].

3.1.1. Análise quantitativa dos glóbulos vermelhos

Para medições quantitativas dos glóbulos vermelhos e do seu conteúdo, a quantidade de glóbulos vermelhos presentes numa amostra de sangue pode ser avaliada através de três medições: o número de glóbulos vermelhos, o hematócrito e o nível de hemoglobina.

Número normal de glóbulos vermelhos

Os glóbulos vermelhos ou hemócitos são células anucleadas, sem organelos, que contêm hemoglobina. Qualquer alteração destes critérios indica um fenómeno patológico. O número de glóbulos vermelhos varia consoante a idade e o sexo (quadro VII).

Tabela VIII Contagem de glóbulos vermelhos por idade e sexo

População	^{12}Contagem de glóbulos vermelhos (.10 células/l)
Homens	4,5 à 6,2
A puberdade e a mulher adulta	4 à 5,4
Criança	3,6 à 5
Recém-nascido	5 à 6

Nível de hemoglobina

A hemoglobina numa amostra de sangue é medida por vários métodos, incluindo o método da cianometahemoglobina, no qual a hemoglobina e todos os seus derivados são convertidos por um reagente à base de ácido cianídrico em cianometahemoglobina, que é medida num espetrofotómetro a 540 nm. Os resultados são expressos por 100 ml (dl) de sangue. O quadro IX mostra a distribuição dos níveis de hemoglobina de acordo com o sexo e a idade.

Tabela IX Níveis de hemoglobina por idade e sexo

Categorias	Nível de hemoglobina (g/dl)
Homens	13 à 18
Mulher	12 à 16
Criança	12 à 16
Recém-nascido	14 à 20

Volume e conteúdo dos glóbulos vermelhos (VGM, CCMH, TCMH)

O teor de glóbulos vermelhos depende da quantidade de hemoglobina sintetizada durante a eritropoiese e do volume dos hemócitos. Estes são avaliados essencialmente através do cálculo das chamadas constantes de

Wintrobe: volume corpuscular médio (VCM), concentração de hemoglobina corpuscular média (CHCM) e teor de hemoglobina corpuscular média (CHCM).

Mesa X Valores normais para GMV, HMMAC e HMMTC

Categorias	**VGM (fl)**
	80 - 100
	CCMH (%)
Homens e mulheres	32 - 36
	TCHM (%)
	27 - 31

3.1.2. Contagem quantitativa de glóbulos brancos

Os glóbulos brancos ou leucócitos são células móveis, todas elas com organelos fundamentais para as células animais e que desempenham um papel defensivo no organismo. Os valores normais são de 4000 a 10000/mm3 no adulto. A fórmula leucocitária indica a distribuição dos diferentes tipos de glóbulos brancos. Esta fórmula verifica também se os glóbulos brancos têm um aspeto normal. Os cinco tipos de glóbulos brancos e a sua percentagem aproximada no sangue são apresentados no quadro seguinte:

Tabela XI Valores normais para a contagem de leucócitos

Categoria	**Glóbulos brancos**	**^{33}Número (10 /mm)**
	Leucócitos	4 - 10
	Neutrófilos	1,5 - 7
Homens e mulheres	Linfócitos	1,5 - 4
	Monócitos	0,1 - 1
	Eosinófilos	0,05 - 0,5

Basófilos	0,01 - 0,05

O sangue das crianças com menos de quatro anos contém uma percentagem mais elevada de linfócitos do que o dos adultos.

3.1.3. Contagem quantitativa de plaquetas

São células pequenas, anucleadas, com 2 a 4 µm de diâmetro, com apenas alguns grânulos corados. As plaquetas são os principais intervenientes na hemostase primária. Os contadores electrónicos mais avançados podem contar simultaneamente glóbulos vermelhos, glóbulos brancos e plaquetas na mesma amostra. A gama de variação normal é muito ampla (Quadro XI)

Tabela XII Valores normais para as plaquetas sanguíneas

Categorias	**^{33}Número de plaquetas (10 /mm)**
Homens e mulheres	150- 400

3.1.4. Algumas variações fisiopatológicas do hemograma

- Anemia: definida como Hb < 13g/dl nos homens, e 12g/dl nas mulheres e crianças > 2 anos.
- Anemia moderada: 7g/dl < Hb >10g/dl
- Anemia grave: nível de Hb < 4000/mm3 de sangue
- Hiperleucocitose: ocorre quando o número de leucócitos é maior que 10.000/mm^3 de sangue.
- Microcitose: definida como um VGM < 80 fl em adultos.
- Normocitose: quando o VGM se situa entre 80 e 100 fl em adultos.
- Macrocitose: definida como um VGM > 100fl em adultos.
- Hipocromia: é causada quando o MCHT é < 27 pg em adultos.

- Trombocitopenia ligeira: definida como : 100.000/mm^3 < contagem de plaquetas < 150.000/mm^3.
- Trombocitopenia moderada: 50.000/mm^3< contagem de plaquetas< 100.000/mm^3.
- Trombocitopenia grave: contagem de plaquetas de 450 000/mm^3.
- Linfocitose: Quando a contagem de linfócitos > 4000/mm^3 em adultos ;
- Linfopenia: quando a contagem de linfócitos é < 1500/mm^3.

3.2. Investigação dos parâmetros bioquímicos

3.2.1. Níveis de creatinina

Definição

A creatinina é um produto de degradação da creatina do músculo esquelético, que é sintetizada no fígado e nos rins. É eliminada principalmente pelos rins por filtração glomerular, mas também por secreção tubular (muito reduzida). Não é reabsorvida a nível tubular, o que a torna um bom indicador da função glomerular. A depuração da creatinina é definida como o volume de plasma em ml completamente depurado por esta substância num minuto [14,26].

Interesse da dosagem

A creatinina sérica é utilizada como um marcador bioquímico da função glomerular: o mais simples e fiável, uma vez que o seu valor é utilizado para calcular a taxa de filtração glomerular estimada (TFG). Pode então ser utilizado para reajustar as doses de medicamentos nos doentes. O seu valor normal varia consoante a idade e o sexo [14,26].

Tabela XIII Valores de referência para os níveis de creatinina por idade e sexo

Categorias	Creatinemia (umol/L)
Homens	65 -120
Mulher	50 -100
Crianças (4-10 anos)	30 -70
Crianças (10 - 14 anos)	40 - 90
Recém-nascido	60 - 90

3.2.2. Transaminases

As transaminases ou aminotransferases são enzimas intracelulares que catalisam a transferência de um grupo amino de um aminoácido para um α-cetoácido. Existem dois tipos de transaminases: A aspartato aminotransferase ou ASAT é uma enzima glicoproteica presente no citoplasma e nas mitocôndrias das células de vários órgãos, incluindo o fígado, os músculos, o coração, os rins, o cérebro e o pâncreas. A sua elevação reflecte danos celulares e encontra-se em doenças cardíacas, doenças hepatobiliares e lesões musculares. A alanina aminotransferase ou ALAT é uma enzima citosólica caraterística do fígado, e a sua libertação para o domínio extracelular é certamente um sinal de lesão hepática.

O ensaio da transaminase é útil em :

- Patologias cardíacas (abandonadas): em caso de enfarte do miocárdio, verifica-se um aumento do ASAT, ao contrário do ALAT, que está pouco ou nada aumentado;
- Patologias musculares: em certas miopatias, nomeadamente a distrofia muscular progressiva de tipo Duchenne, que provoca um aumento da AST;

- Patologias hepáticas: ASAT e ALAT são marcadores de danos celulares e citólise[7,71,73]

O quadro XIII apresenta os valores normais para o ASAT e o ALAT [7,71,73] :

Tabela XIV Valores de referência do ASAT e do ALAT

Categorias	ASAT (IU)	ALAT(UI)
Homens e mulheres	10 - 40	8 - 38

3.2.3. Glicose no sangue

Definição

A glicémia é o nível de glicose no sangue. A glicose é uma aldohexose com várias funções de álcool e uma função de aldeído redutor. É o principal açúcar do organismo devido à sua abundância e às suas propriedades energéticas e metabólicas, sendo também um mensageiro químico essencial. Este facto faz com que a glicose no sangue seja um dos parâmetros bioquímicos mais frequentemente solicitados em medicina de rotina e de emergência. A glicose é considerada o combustível quase exclusivo dos neurónios e, por conseguinte, do cérebro e do músculo durante o exercício intenso. Qualquer falta de glucose no sangue perturba a função cerebral. O metabolismo da glicose liberta 4,1 quilocalorias, ou seja, 17 quilojoules por grama. Algumas das calorias libertadas pela atividade celular ou pelo trabalho muscular aparecem sob a forma de calor, que ajuda a manter a temperatura corporal. [41,49,51,52].

Regulação fisiológica

A regulação do açúcar no sangue faz parte do processo de manutenção da homeostasia no organismo. Envolve vários sistemas: órgãos e vias metabólicas. Envolve vários órgãos, nomeadamente o fígado, que é o órgão-chave na regulação da glicemia através de três mecanismos:

glicogénese, glicogenólise e gliconeogénese; o tecido adiposo, o segundo maior reservatório de armazenamento de hidratos de carbono; os músculos, que são capazes de armazenar glicose sob a forma de glicogénio; e, finalmente, o rim e o meio intersticial, que estão envolvidos em situações patológicas. [41,49,51,52].

Regulação hormonal

As principais hormonas envolvidas nesta regulação são :

- Insulina: a única hormona hipoglicemiante segregada pelas células β dos ilhéus de Langerhans, actua principalmente inibindo a glicogenólise e a gluconeogénese e estimulando a glicogenólise e a glicólise.
- Glucagon: hormona hiperglicemiante produzida pelas células α das ilhotas de Langerhans, a sua ação contraria a da insulina. Outras hormonas, como a adrenalina, o cortisol, a hormona do crescimento e as hormonas da tiroide, têm também um efeito hiperglicémico. [41,49,51,52].

Regulação dos nervos

O sistema simpático desempenha um papel crucial durante a hipoglicemia súbita, enquanto o sistema parassimpático está envolvido na coordenação das respostas hiper e hipoglicémicas. [41,49,51,52].

Interesse clínico

A glicémia é o parâmetro central na investigação dos distúrbios do metabolismo dos glúcidos, nomeadamente na deteção da diabetes, e tem também interesse na avaliação biológica de certas doenças do pâncreas, das supra-renais, da hipófise e da tiroide, bem como na monitorização do tratamento com corticosteróides e certos diuréticos. O quadro XIV apresenta os valores normais de glicemia [41,49,51,52].

Tabela XVV alores normais de glucose no sangue por idade

Glicemia em jejum	**mmol/L**
Recém-nascido	1,66 - 3,32
Crianças / Adultos	3,9 - 6,1

3.2.4. Amilasemia

A amilase é uma enzima presente no suco pancreático e na saliva, que converte o amido e o glicogénio em dextrinas e maltose durante a digestão intestinal. A inflamação ou obstrução dos canais das glândulas salivares aumenta os níveis sanguíneos e a eliminação urinária de amilase. A medição da amilasémia é útil no diagnóstico da pancreatite. Encontra-se elevada na pancreatite aguda ou crónica, no cancro do pâncreas, nos pseudoquistos do pâncreas, na oclusão dos canais pancreáticos, nas úlceras gástricas perfuradas, na apendicite aguda, nas lesões das glândulas parótidas, na ingestão de determinados medicamentos, etc.

Na pancreatite aguda, a amilase sérica aumenta após algumas horas e normaliza-se em 2 a 3 dias.

Na pancreatite crónica, a amilasemia está por vezes moderadamente aumentada durante os ataques dolorosos: perfurações de úlceras, colecistite, obstruções do intestino delgado, enfarte mesentérico, etc. [19,29,32,70].

Os valores normais para a amilasemia são apresentados no quadro seguinte [20] :

Tabela XVI Variação da amilasémia

Amilasemia (a 37°C)	**IU/L**
Recém-nascidos e bebés	$\leq$32
Criança	$\leq$85
Adulto	$\leq$85

SEGUNDA PARTE: O NOSSO ESTUDO

OBJECTIVOS

II. OBJECTIVOS

1. Objetivo geral

Estudar a evolução dos parâmetros biológicos dos protocolos de tratamento antirretroviral que incluem o dolutegravir nas pessoas que vivem com o VIH (PVHIV) seguidas em 2022 nos serviços de dermatologia e de medicina interna do CHU-YO.

2. Objectivos específicos

1. Descrever as caraterísticas sócio-demográficas dos doentes com VIH submetidos a DTG nos serviços de dermatologia e de medicina interna do CHU-YO ;
2. Identificar os protocolos ARV baseados em DTG utilizados nos serviços de dermatologia e de medicina interna do CHU-YO ;
3. Determinar a evolução dos parâmetros hematológicos dos protocolos anti-retrovirais que incluem DTG em doentes com VIH nos serviços de dermatologia e de medicina interna do CHU YO ;
4. Determinar a evolução dos parâmetros bioquímicos dos protocolos anti-retrovirais que incluem a DTG em doentes com VIH nos serviços de dermatologia e de medicina interna do CHU-YO.

METODOLOGIA

III. METODOLOGIA METODOLOGIA

1. Âmbito do estudo

O nosso estudo foi efectuado no Centre Hospitalo-Universitaire Yalgado OUEDRAOGO (CHU-YO), nos serviços de dermatologia e de medicina interna.

2. Tipo de estudo e período de estudo

Este foi um estudo transversal com recolha retrospetiva de dados. Foram incluídos na recolha de dados os doentes com VIH em DTG tratados nos departamentos de dermatologia e medicina interna entre dezembro de 2020 e dezembro de 2023.

3. População estudada

A nossa população de estudo incluiu todas as pessoas que vivem com o VIH seguidas nos serviços de dermatologia e de medicina interna do CHU-YO durante o período de estudo.

3.1 Critérios de inclusão

Todos os doentes serão incluídos no nosso estudo:

- Seguimento com um protocolo ARV incluindo dolutegravir durante o período de estudo;

- Ter um ficheiro com pelo menos um exame biológico concluído no início e após 6 meses de tratamento durante o período de estudo.

3.2 Critérios de não-inclusão

O nosso estudo não incluiu :

Todos os doentes que não estejam a receber terapêutica antirretroviral, incluindo dolutegravir ;

Doentes sem registos clínicos utilizáveis.

4. Amostragem

Esta foi uma amostra exaustiva de pacientes com VIH que cumpriram os nossos critérios de inclusão. De facto, a amostra do nosso estudo incluiu todos os doentes VIH positivos tratados com um protocolo ARV incluindo DTG, nos departamentos de dermatologia e medicina interna, durante o período de dezembro de 2020 a dezembro de 2022, e que foram submetidos a exames biológicos no início e depois de 6 meses de tratamento.

5. Recolha de dados

Os nossos dados foram recolhidos através de um formulário de recolha de dados, cuja fonte foram os registos médicos das PVV.

6. Variáveis do estudo

As variáveis do estudo foram :

- **Caraterísticas sócio-demográficas das pessoas que vivem com o VIH**: idade, sexo, profissão, estado civil
- **Caraterísticas biológicas das pessoas que vivem** com **o VIH**: parâmetros bioquímicos (creatininaemia, glicemia, transaminases, colesterol, triglicéridos, HDL, LDL, amilasemia), hemograma.
- **Caraterísticas terapêuticas:** protocolos terapêuticos, adesão ao tratamento.

7. Análise e interpretação dos dados

- Os dados foram introduzidos utilizando o software Epi-info 7.2.5.0;

- A análise foi efectuada utilizando o software Microsoft Excel 2020.

8. Considerações éticas e deontológicas

- Foi necessária a autorização do diretor-geral do CHU-YO e dos chefes dos serviços de dermatologia e de medicina interna;
- Os dados foram recolhidos de forma anónima, utilizando o formulário de recolha de dados, a fim de proteger a privacidade e a confidencialidade dos doentes.

RESULTADOS

IV. RESULTADOS

Para o nosso estudo, de um total de 882 processos de doentes sob um protocolo que incluía DTG, selecionámos 151 doentes cujos exames biológicos de seguimento foram realizados no início do tratamento e novamente após 6 meses, e foram corretamente registados no processo clínico. O fluxograma seguinte mostra o nosso procedimento de recrutamento.

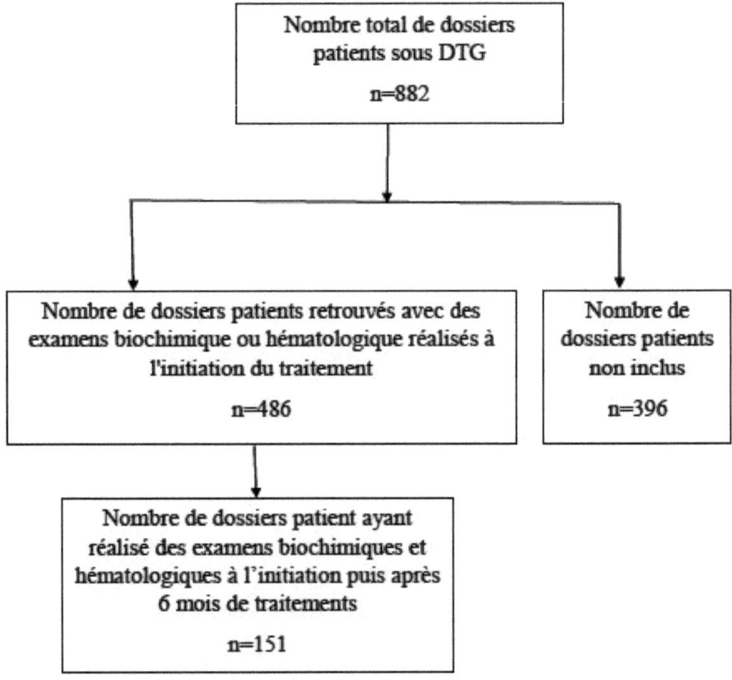

Figura 2 Fluxograma

1. Dados sócio-demográficos

1.1. Idade e género

A idade e o sexo dos doentes tratados com DTG estão resumidos no Quadro XVI.

Tabela XVII Distribuição dos pacientes de acordo com as variáveis sociodemográficas.

Grupos etários	**Número de trabalhadores (n)**	**Percentagem (%)**
25-49 anos	91	60,3
50 anos ou mais	51	33,7
15-24 anos de idade	9	6
Sexo		
Feminino	86	57,0
Masculino	65	43,0
Total (N)	**151**	**100**

91 doentes ou 60,3% dos casos tinham idades compreendidas entre [25-49 anos].

Havia 86 doentes do sexo feminino (57%), com um rácio de 0,76 homens para 1 mulher.

1.2. Estatuto sócio-profissional

A situação sócio-profissional dos doentes incluídos no nosso estudo é apresentada na Tabela XVII.

Tabela XVIIIR epartição dos doentes por estatuto sócio-profissional nel

Estatuto sócio-profissional	Número de trabalhadores (n)	Percentagem (%)
Donas de casa	31	20,53
Empregado do sector privado	22	14,57
Retalhista	20	13,24
Artesão	19	12,58
Funcionário público	17	11,27
Estudante	14	9,27
Reformado	11	7,28
Cultivador	9	5,96
Profissão liberal	8	5,3
Total (N)	**151**	**100**

As donas de casa representaram 20,53% dos casos no nosso estudo.

1.3. Estado civil

O estado civil dos nossos doentes é apresentado na Tabela XVIII.

Pintura XIX Resumo do estado civil das PVVIH em DTG

Estado civil	Número de trabalhadores (n)	Percentagem (%)
Casado	64	42,38
Individual	47	31,12
Viúva	20	13,24
Divorciado	12	7,95

Coabitação	8	5,3
Total (N)	**151**	**100**

As pessoas casadas representaram 42,38% dos casos.

1.4. Residência

Residência	Número de trabalhadores (n)	Percentagem (%)
Ouagadougou	**129**	**85,3%**
Fora de Ouagadougou	**22**	**14,7%**

Os doentes residentes em Ouagadougou representaram 85,3% dos casos.

2. Frequência de utilização de protocolos ARV, incluindo DTG

A frequência dos protocolos de tratamento ARV que incluem DTG é apresentada no Quadro XIX.

Mesa XX Frequência dos diferentes protocolos ARV baseados em DTG

Protocolo baseado em DTG	Força de trabalho	Percentagem (%)	Total (n)
TDF/3TC/DTG (TLD)	138	91,4%	151
ABC/3TC+DTG (ALD)	13	8,6%	151

O protocolo TDF/3TC/DTG (TLD) foi encontrado em 91,4% dos pacientes em protocolos ARV incluindo DTG.

3. Cumprimento do tratamento

A adesão ao tratamento do VIH é apresentada no quadro XX

Tabela XXI Resumo da conformidade terapêutica

Observância (cumprimento do doente com tratamento prescrito) N=151	Número de trabalhadores (n)	Percentagem
Bom cumprimento	145	96,0%
Fraco cumprimento	6	4,0%
Total	**151**	**100%**

A adesão foi boa em 96% dos doentes.

4. Tipos de VIH tratados com DTG

Os diferentes tipos de VIH encontrados no nosso estudo são apresentados no Quadro XXI :

Tabela XXII Repartição dos tipos de VIH encontrados

Tipo de VIH	Número de empregados(n)	Percentagem (%)
VIH 1	144	95,4%
VIH 2	2	1,3%
VIH1 + 2	5	3,3%

O VIH tipo 1 foi detectado em 95,4% dos doentes.

5. Dados paraclínicos

5.1. Exames efectuados

O quadro seguinte mostra a distribuição dos doentes em função dos exames prescritos e efectuados:

Tabela XXIII Exames efectuados

Exames efectuados	Números (n=151)	Percentagens (%)
Níveis de creatinina	73	48,34

Contagem sanguínea	69	45,7
Glicose no sangue	64	42,38
ALAT/ASAT	59	39,07
Amilasemia	12	7,95
Colesterol	9	5,96
PRC	4	2,65

Os níveis de creatinina e os hemogramas foram efectuados em 48,34% e 45,70% dos casos, respetivamente.

5.2. Contagem sanguínea

Os resultados dos diferentes parâmetros hemogasométricos obtidos no início (T1) e após 6 meses (T2) de tratamento são apresentados no quadro XXIII.

Tabela XXIV Contagem sanguínea

Parâmetros hematológicos (n=69)	**Médias 12(T -T)**	**Força de trabalho 12(T - T)**	**Percentagens (%) 12(T -T)**
Nível de HB (g/dL)	12,1 - 13,32		
Anemia		41 - 14	59,42 - 20,29
Normal		25 - 52	36,23 - 75,36
Hb >		3 - 3	4,35 - 4,35
³Leucócitos (células/mm)	270653,16 - 6049,17		

Leucopénia		25 - 3	36,23 - 4,64
Normal		40 - 66	57,97 - 95,36
Hiperleucocitose		4 - 0	5,8 - 0
[3]Linfócitos (células/mm)	2208,78 - 2333,63		
Linfopenia		20 - 0	28,98 - 0
Normal		44 - 69	63,77 - 100
Linfocitose		5 - 0	7,25 - 0
[3]Plaquetas (células/mm)	226592,85 - 367166,67		
Trombocitopenia		12 - 10	17,39 - 14,49
Normal		57 - 56	82,61 - 81,16
Trombocitose		0 - 3	0 - 4,35

5.3. Parâmetros bioquímicos

Os resultados dos parâmetros bioquímicos obtidos no início do tratamento (T1) e após 6 meses (T2) são apresentados no quadro XXIV.

Tabela XXV Parâmetros bioquímicos

Parâmetros	Médias 12(T -T)	Força de trabalho 12(T -T)	Percentagens (%) 12(T -T)
µCreatinina sérica (mol/L) n= 73	69,33 - 83,48		

Creatinina normal		70 - 66	95,89 - 90,41
Hiper-creatininemia		1- 6	1,37 - 8,22
Diminuição da creatinina		2 - 1	2,74 - 1,37
Glicose no sangue (mmol/L) n= 67	5,17 - 5,51		
Hipoglicemia		4 - 2	5,97 - 2,98
Açúcar no sangue normal		50 - 55	74,63 - 82,1
Hiperglicemia		13 - 10	19,4 - 14,92
ALT (UI/L) n= 59	31,7 - 40,42		
ALAT normal		50 - 46	84,75 - 77,97
Aumento do ALAT		9 - 13	15,25 - 22,03
ASAT (UI/L) n= 59	38,71 - 45,93		
ASAT normal		37 - 45	62,71 - 76,27
Aumento da ASAT		22 - 14	37,29 - 23,73

V. DISCUSSÃO

1. Limites e condicionalismos do estudo

O nosso estudo é um estudo retrospetivo realizado durante um período de dois anos, de dezembro de 2020 a dezembro de 2022. Tem algumas limitações que são inerentes à maioria dos estudos retrospetivos:

- O carácter retrospetivo do estudo,
- A dimensão da nossa amostra ;
- Registos clínicos incompletos;
- Não realização dos ensaios prescritos ;
- Não comparência dos doentes às consultas de seguimento;
- Os controlos são efectuados de seis em seis meses;
- Registos de pacientes incompletos ou inconsistentes em alguns aspectos.
- O tempo de acompanhamento (6 meses) é curto e não permite uma melhor avaliação da evolução dos efeitos biológicos adversos a curto e longo prazo.

No entanto, o nosso estudo produziu resultados que merecem ser comentados e discutidos. As análises efectuadas têm em conta estas limitações, bem como as interpretações e conclusões baseadas nos resultados obtidos.

2. Caraterísticas sócio-demográficas dos doentes

No nosso estudo, a idade média dos doentes foi de 45 anos, com extremos de 17 e 89 anos. O grupo etário dos 25 aos 49 anos foi o mais representado. Os nossos resultados são semelhantes aos de Karfo et *al.* no Burkina Faso em 2018, que encontraram uma idade média de 44 anos, uma predominância de doentes com idades compreendidas entre os 25 e os 54 anos, com extremos de 16 e 81 anos. [37]. A representatividade desta faixa etária é explicada pelo facto de corresponder ao período de máxima atividade sexual, expondo as pessoas aos riscos de transmissão de infecções sexualmente transmissíveis. A predominância da transmissão heterossexual nas regiões tropicais, nomeadamente na África subsariana, pode explicar a prevalência da doença neste grupo etário. [4,45].

Predominam os doentes do sexo feminino, com um rácio de 0,76 a favor das mulheres. De facto, 57% dos doentes eram do sexo feminino, em comparação com 43% do sexo masculino. A tendência para a feminização da infeção pelo VIH tem sido referida por vários autores [15,40,66]. Este resultado poderia ser explicado pela maior prevalência de VIH observada entre as mulheres no Burkina Faso, mas também pelo acesso crescente das mulheres ao rastreio graças aos programas de prevenção da transmissão vertical (PTV).

Dos doentes do estudo, 42,38% eram casados. Estes resultados estão próximos dos de Issa KABORE no Burkina Faso, que registou 60,90%. [35]. A estigmatização e a negação da doença nos casais poderiam explicar a predominância de pessoas casadas. Os casos de poligamia também são comuns nos nossos países.

A maioria dos pacientes incluídos no nosso estudo vivia na cidade de Ouagadougou (85,3%). Isto pode ser explicado pelo facto de o estudo ter sido realizado em Ouagadougou.

3. Dados biológicos e terapêuticos

3.1 Frequência dos diferentes protocolos ARV baseados em DTG

No nosso estudo, o protocolo TLD foi o mais frequentemente utilizado, com uma taxa de 91,4%, em comparação com 8,6% para o protocolo

ABC+3TC+DTG. Estes resultados são semelhantes aos de Niambele e Bouarés, que encontraram 71,1% e 98,6%, respetivamente, para o protocolo TLD [5,63]. Este facto pode ser explicado pela aplicação das novas recomendações para a gestão do VIH preconizadas pela OMS, segundo as quais todas as PVVS devem ser transferidas para o protocolo TLD.

3.2. Cumprimento do tratamento

O cumprimento da terapêutica é essencial para o sucesso do tratamento ARV.

No nosso estudo, a adesão foi boa em 96% dos nossos doentes. Saliou [61]Goita [27] e Traoré N'Z [69] encontraram, respetivamente, 89,3%, 86,1% e 66,67% de boa adesão. Este facto pode ser explicado pela simplicidade dos regimes terapêuticos do protocolo TLD.

3.3. Tipos de VIH tratados com DTG

No nosso estudo, 95,4% dos doentes eram VIH1. Resultados semelhantes foram mostrados nos estudos de DIALLO A [17] intitulado "Compliance with antiretroviral treatment among adult patients living with HIV followed at the support and counselling unit of the reference health centre of commune vi of the district of Bamako" e por DENE E.K. [16] intitulado "Suivi des paramètres biologiques des PVVIH sous traitement ARV à l'EPH de Gao", com uma taxa de 97% e 95,1%, respetivamente. Isto pode ser explicado pelo facto de o VIH1 ser o mais prevalente na África Ocidental e em todo o mundo.

3.4. Exames efectuados

Os testes bioquímicos foram os mais frequentemente prescritos e efectuados no nosso estudo (57,6%), com os níveis de creatinina no topo da lista (83,91%).

Estes testes permitem avaliar o estado geral do doente, bem como a tolerância biológica do tratamento em curso. São, portanto, testes muito importantes para o controlo do tratamento do doente.

A creatinina sérica é o teste mais prescrito e realizado no nosso caso, devido à sua disponibilidade e acessibilidade. A creatinina sérica é também utilizada como marcador bioquímico da função glomerular: o mais simples e fiável, uma vez que o seu valor é utilizado para calcular a taxa de filtração glomerular estimada (TFG). [26]. Este teste pode, portanto, ser usado para determinar o protocolo de tratamento mais adequado para o paciente.

3.5. Caraterísticas hematológicas

3.5.1. Nível de hemoglobina (Hb)

No nosso estudo, 59,42% dos doentes apresentavam uma anemia moderada (7g/dL < nível de Hb <10g/dL) no início do tratamento. Esta taxa regrediu após 6 meses de tratamento para 20,29%. Também obtivemos níveis médios de hemoglobina que aumentaram de 12,1 no início para 13,32g/dL após 6 meses de DTG. Estes resultados são semelhantes aos da Universidade de Bamako, por Keita et al em 2023, com um aumento dos níveis de hemoglobina após 6 meses de terapia tripla [39]. Também Karfo et *al.* encontraram uma regressão na taxa de anemia, e o nível médio de hemoglobina aumentou de 10,5 g/dL em M0 para 12,53 g/dL em M12 [37]. Isto pode ser explicado pelo facto de a nossa amostra não ser constituída por PVHIV ingénuas.

3.5.2. Leucócitos

Os resultados da contagem de glóbulos brancos revelaram uma contagem normal de glóbulos brancos de 57,97% no início do tratamento com DTG. Esta taxa melhorou para 95,36% após 6 meses de tratamento com DTG. Este resultado pode ser explicado pela eficácia dos protocolos que contêm DTG.

3.5.3. Inserções

As plaquetas estavam normais em 82,61% dos casos aquando do início da TARV, incluindo DTG. Após 6 meses de tratamento com DTG, houve poucas alterações na contagem normal de plaquetas (81,16%). A trombocitopenia foi observada em (17,39%) dos casos no início e regrediu no M6 (14,49). Estes resultados são semelhantes aos de Edith que encontrou (82,9%) de plaquetas normais [36]. Em contraste, Karfo et *al.* encontraram trombocitopenia que não progrediu significativamente em 12,5% dos casos [37].

3.6. Caraterísticas bioquímicas

3.6.1. Níveis de creatinina

Os níveis de creatinina no nosso estudo eram normais e variaram entre 95,89% e 90,41%, respetivamente no início do tratamento e após 6 meses. µNo entanto, os níveis médios de creatinina alteraram-se, passando de 69,33 para 83,48 mol/L. No entanto, estes valores permanecem normais. Estes resultados são semelhantes aos de Keita et *al.*[39] e BREMA [6] que encontraram, respetivamente, 68% e 95,3% dos casos com níveis normais de creatinina. O aumento dos níveis médios de creatinina no M6 da TARV pode provavelmente dever-se aos efeitos secundários do Tenofovir presente no TLD [23,74].

3.6.2. Glicose no sangue

No nosso estudo, 74,63% dos doentes apresentavam níveis normais de glucose no sangue no início do tratamento. Esta taxa melhorou significativamente para 82,1% após 6 meses de tratamento com DTG. A hiperglicemia foi observada em 19,4% dos casos no início do tratamento, tendo depois diminuído no M6 (14,92% dos casos). Isto pode ser explicado pelo facto de estes doentes terem tido hiperglicemia antes da utilização de DTG. Estes resultados são semelhantes aos de um estudo realizado no Togo em 2019, que encontrou 12,4% de hiperglicemia em pacientes que tomavam inibidores da protease (IPs) [3]. Os valores médios de glucose no sangue variaram pouco (5,17 - 5,51) e permaneceram normais.

3.6.3. Transaminases

Os níveis de ALT eram normais em 77,97% dos casos após 6 meses de tratamento com DTG. É de notar que este nível foi ligeiramente inferior ao da linha de base (84,75%). Também observámos um aumento nos níveis médios de ALT de 31,7 UI/L para 40,42 UI/L após 6 meses de tratamento.

<Verificámos também um aumento do nível médio de ASAT, que passou de 38,71 para 45,93 UI/L, ultrapassando assim os valores normais (40 UI/L).

Estes resultados sugerem que os regimes baseados em DTG podem ter um impacto nas transaminases, particularmente nos níveis de AST. Estes resultados são semelhantes aos de Maggi et *al.* que também encontraram um aumento das transaminases com um regime baseado num inibidor da transcriptase reversa não-nucleósido (Doravirina) [46].

3.6.4. Perfil lipídico

A análise do perfil lipídico (triglicéridos, colesterol, HDL e LDL) destes doentes não pôde ser efectuada, quer por falta de dados, quer por ausência de um par válido. Muito poucos pacientes realizaram estes testes e, nos casos em que o fizeram, quase não existiam controlos em M6 (após 6 meses de tratamento) que permitissem acompanhar a sua evolução no tempo.

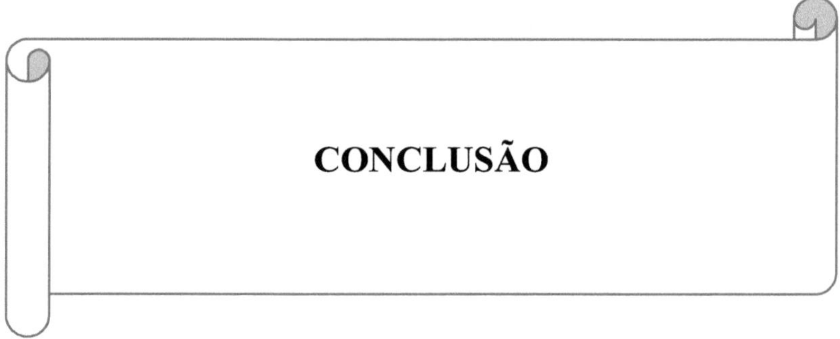

CONCLUSÃO

CONCLUSÃO

No nosso estudo, a idade média dos doentes foi de 45 anos, com predomínio do sexo feminino. O protocolo TLD foi o mais frequente e o VIH tipo 1 foi maioritário. O acesso aos meios de investigação para a monitorização biológica dos doentes com VIH continua a ser um obstáculo no nosso ficheiro ativo. No entanto, este estudo revelou que os protocolos que incluem DTG tiveram uma influência significativa nos parâmetros biológicos, embora estes se mantivessem normais para a maioria dos parâmetros estudados. Os protocolos baseados em DTG levaram a um aumento anormal dos níveis de transaminases (ASAT), de acordo com o nosso estudo.

SUGESTÕES

SUGESTÕES

Com base no estudo que realizámos, temos um conjunto de sugestões para a atenção dos vários actores da saúde no nosso país:

Ao Secretário Permanente do CNLS/IST :

- Fornecer às unidades de saúde moléculas ARV (TAF) para evitar a toxicidade renal;
- Acompanhar a atualização dos novos protocolos para a gestão dos doentes com VIH recomendados pela OMS.

Ao Diretor-Geral do CHU-YO :

- Promover a introdução de um sistema de arquivo moderno;
- Criar um sistema informatizado de registos médicos

Ao chefe da unidade de distribuição de ARV :

Efetuar um estudo prospetivo dos parâmetros biológicos de doentes com VIH sob TAR, incluindo DTG.

Ao pessoal de enfermagem:

- Prescrição de perfis lipídicos;
- Assegurar que os exames efectuados pelo paciente são corretamente registados no seu processo clínico e que o processo clínico é bem conservado.

Pessoas que vivem com o VIH:

- Aderir ao tratamento ARV e efetuar todos os testes prescritos.

REFERÊNCIAS

REFERÊNCIAS

1. **AcçãoTratamentos**. Antiretrovirais injectáveis: mais do que apenas um novo método de administração? [Internet]. Actions Traitements, associação de doentes VIH e co-infecções. 2022 [citado 4 Fev 2024]. Disponível em: https://actions-traitements.org/antiretroviraux-en-injection-plus-quun-nouveau-mode-administration/

2. **Adams JL, Greener BN, Kashuba AD**. Pharmacology of HIV integrase inhibitors. Curr Opin HIV AIDS. 2012;7(5):390.

3. **Agbeko DK, Toyi T, Lihanimpo D, Dzidzonu NK, Laconi K, Abago B, Awalou DM**. Distúrbios lipídicos e de hidratos de carbono com risco cardiovascular em pessoas que vivem com o vírus da imunodeficiência humana sob tratamento antirretroviral: caso do centro de cuidados médicos da ONG Espoir-Vie-Togo em Lomé. Pan Afr Med J. 2019;34(1):89.

4. **Aubry P**. Infection par le VIH/Sida et tropiques Actualités. Méd Trop. 2012;34(2):74.

5. **Bouaré BS**. Etudes des paramètres clinico-biologiques des patients adultes initiés aux traitements antirétroviral du 1er janvier 2017 au 31 Décembre 2018 à l'hôpital Nianankoro Fomba (HNF) de Ségou [Thèse de doctorat en medecine]. Université des Sciences, des Techniques et des Technologies de Bamako; 2020.

6. **Bréma C**. Suivi du bilan biologique chez les personnes vivant avec le VIH et le SIDA sous traitement antirétroviral au CESAC de Bamako du 1er janvier 2009 au 31 janvier 2010 Bamako. 2010. Acedido em agosto. 2017;2(130):107.

7. **CHI-PANG W.** Modelo de previsão do risco de carcinoma hepatocelular para a população em geral: o poder preditivo das transaminases. J Natl Cancer Inst. 2012;3(145):1599-1611p.

8. **ClinicalTrials**. Modo de ação da terapia antirretroviral [Internet]. VIH Clic. 2014 [cited 12 Sep 2023]. Disponível em: https://vihclic.fr/antiretro-viraux/mode-action-physiopathologie-traitements-antiretroviraux/

9. **CNLS-IST**. Normas e protocolos para a recolha de dados de pessoas infectadas e afectadas pelo VIH/SIDA no Burquina Faso. Ouagadougou 2021.

10. **CNLS-IST**. Relatório de atividade sobre a resposta à SIDA do Burkina Faso. MONITORIZAÇÃO GLOBAL DA SIDA (GAM) 2019.

11. **CNLS-IST, CMLS/Santé**. Normas e protocolos de assistência médica às pessoas que vivem com VIH no BURKINA FASO 2009.

12. **Comunicações**. Novos medicamentos para o VIH! - Inibidores do capsídeo [Internet]. PVSQ. 2023 [citado 22 fev 2024]. Disponível em: https://pvsq.org/2023/inhibiteurs-capside/

13. **Congresso dos EUA**. Lei de 2003 sobre a liderança dos Estados Unidos contra o VIH/SIDA, a tuberculose e a malária. Public Law. 2003;(108-25).

14. **Delatour V, Lalere B, Dumont G, Hattchouel J-M, Froissart M, De Graeve J, Vaslin-Reimann S**. Development of a reference method for creatinine measurement to improve diagnosis and monitoring of renal failure. Rev Fr Métrologie. 2011;(26).

15. **Dembele E**. Identificação de factores associados à falha do tratamento ARV em pacientes que vivem com HIV1 seguidos no hospital FOUSSEYNI DAOU em Kayes. Bamako Univ Sci Tech Technol Bamako. 2018;138(2):129.

16. **Déné EK**. Suivi des paramètres biologiques des PVVIH sous traitement ARV à l'EPH de GAO. ºTese de Doutoramento em Farmácia N 154, Universidade de Bamako, Mali; 2011.

17. **Diallo A**. Etude de l'observance aux traitements antirétroviraux chez les patients "Populations Clés" suivis à la clinique les Halles de ARCAD-Santé Plus de Juin 2018 à Mai 2019. ºThèse d'Etat en pharmacie N 122, Université des Sciences, des Techniques et des Technologies de Bamako, Mali; 2021.

18. **Donadieu J, Leblanc T, Meunier BB, Barkaoui M, Fenneteau O, Bertrand Y, Maier-Redelsperger M, Micheau M, Stephan JL, Phillipe N**. Análise dos factores de risco para mielodisplasias, leucemias e morte por infeção em doentes com neutropenia congénita. Experience of the French Severe Chronic Neutropenia Study Group. haematologica. 2005;90(1):45-53.

19. **Durand H, Biclet P**. Dictionnaire des examens biologiques et investigations paracliniques. Paris: Doin; 2015.

20. **Emélie Kalifa**. Amilase: Análise, exame de sangue ou de urina, resultados. 2015.

21. **EM RISCO: ONUSIDA**. Atualização do Relatório Mundial sobre a SIDA 2022. 2022.

22. **Fongoro PS, Traore DAA, Sidibe DY, Oumar DAA, Dao PS**. Efeitos adversos dos ARV em doentes infectados com VIH no hospital regional de Sikasso e no CERKES de Sikasso. 2012;13(2):86.

23. **Gallant JE, Parish MA, Keruly JC, Moore RD**. Changes in renal function associated with tenofovir disoproxil fumarate treatment, compared with nucleoside reverse-transcriptase inhibitor treatment. Clin Infect Dis. 2005;40(8):1194-8.

24. **Ghosn J**. Dolutegravir: a new integrase inhibitor in the anti-HIV therapeutic armamentarium. J Anti-Infect. 2015;17(3):111-4.

25. **Estatísticas mundiais sobre o VIH**. Estatísticas da SIDA - Ficha informativa. Unaids Org. 2021; 86p

26. **Godin-Ribuot PD**. Medição da função renal: depuração renal. 2011;Grenoble 1(35):139.

27. **Goita Z**. Observance au traitement ARV chez les patients VIH+ au centre de référence Kénédougou S solidarité de Sikasso. °These Pharmacie N 122, Bamako, Mali; 2008.

28. **Greder Belan A, Chaplain C, Boussairi A**. Biological monitoring of HIV infection in adults. Immuno-Anal Biol Spéc. 2008;23(2):95-102.

29. **Hassan T, Mikhail N, Cappell MS**. Infeção extrapulmónica por Pneumocystis carinii num nódulo linfático porta hepatis. 1992;3(27):134.

30. **VIH/SIDA (ONUSIDA) UNP on**. Estatísticas globais sobre o VIH e a SIDA-2020 Ficha informativa. 2020.

31. **Hosein SR**. Ficha informativa [Internet]. CATIE - Fonte canadiana de informação sobre o VIH e a hepatite C. 2018. Disponível em: https://www.catie.ca/fr/education-publications-et-sites-web-publications-pour-les-prestataires-de-services/feuillets

32. **Ilboudo B**. L'Amylasémie au cours de l'infection à VIH : à propos de 143 cas colligés au Centre de Traitement Ambulatoire (CTA) de Ouagadougou. ºTese de Mestrado em Medicina N 33, Ouagadougou, Burkina Faso; 2004.

33. **Iyidogan P, Anderson KS**. Current perspectives on HIV-1 antiretroviral drug resistance. Viruses. 2014;6(10):4095-139.

34. **Jordheim LP, Durantel D, Zoulim F, Dumontet C**. Avanços no desenvolvimento de análogos de nucleósidos e nucleótidos para o cancro e doenças virais. Nat Rev Drug Discov. 2013;12(6):447-64.

35. **Kabore I**. Etude des facteurs pronostiques du traitement antirétroviral de deuxième ligne contenant de l'abacavir chez les patients vivant avec le VIH. ºTese de Doutoramento em Medicina N 161, Ouagadougou, Burkina Faso; 2022.

36. **Karakodjo DE**. Suivi des paramètres biologiques des PVVIH sous traitement ARV à l'EPH de Gao. 2011;13(1):19-28.

37. **Karfo R, Kabré E, Coulibaly L, Diatto G, Sakandé J, Sangaré L**. Evolution des paramètres biochimiques et hématologiques chez les personnes vivant avec le VIH SIDA sous traitement antirétroviral au Centre Médical du Camp General Aboubacar Sangoule Lamizana (CMCGASL). Pan Afr Med J. 2018;29(1):1-7.

38. **Keita A**. Manejo da infeção pelo HIV-1 em países em desenvolvimento: aspectos diagnósticos e avaliação imunovirológica da eficácia terapêutica em compartimentos sanguíneos e mucosos. 2018;3(128):195.

39. **Keita A**. Suivi biologique des personnes vivant avec le VIH sous traitement antirétroviral au service des maladies infectieuses et tropicales et au laboratoire du CHU de Point Gde 2020 à 2022. 12(1):28-35.

40. **Konou AA, Dagnra AY, Vidal N, Salou M, Adam Z, Singo-Tokofai A, Delaporte E, Prince-David M, Peeters M**. Alarming rates of virological failure and drug resistance in patients on long-term antiretroviral treatment in routine HIV clinics in Togo. AIDs. 2015;29(18):2527-30.

41. **Laboratoires Merck Génériques/Mylan, Société Française de Biologie Clinique, Section G de l'Ordre des pharmaciens**. Guide des examens biologiques | GUID-EXAM-FEV08 guidebio150x210decembre2007 18/01/08 16:19 Page 68.

42. **Launay O**. Thérapeutiques antirétrovirales: principes du traitement de l'infection par le VIH. Presse Médicale. 1 de junho de 2008;37(6, Parte 2):1022-32.

43. **EDLLC, HIV SC, IST SE**. Plano de aplicação das diretivas nacionais para a prevenção e o tratamento do VIH no BURUNDI. Burundi; 2020.

44. **OMS, Organização Mundial de Saúde**. Orientações consolidadas da OMS sobre a utilização de medicamentos anti-retrovirais para o tratamento e a prevenção de infecções por VIH. 2013.

45. **Lozes E, Ahoussinou C, Djikpo MAT, Dahouegnon E, Ahossouhe N, Acoty A, Souza C de**. Variabilité du taux des lymphocytes CD4 et de la charge virale chez les personnes vivant avec le VIH sous traitement antiretroviral: cas de l'hopital saint Jean De Dieu de Tanguieta (Benin). Int J Biol Chem Sci. 2012;117(2):650-6.

46. **Maggi P, Ricci ED, Cicalini S, Pellicanò GF, Celesia BM, Vichi F, Cascio A, Sarchi E, Orofino G, Squillace N, Madeddu G, De Socio GV, Bargiacchi O, Molteni C, Masiello A, Saracino A, Menzaghi B, Falasca K, Taramasso L, Di Biagio A, Bonfanti P**. Elevações dos lípidos e das transaminases em PLWH com experiência em ARV que mudam para um regime baseado na doravirina a partir da rilpivirina ou de outros regimes. BMC Infect Dis. 14 Abr 2023;23(1):227.

47. **Metsu D**. Intérêt de l'exploration de la forme libre du dolutegravir, du darunavir et de l'atazanavir chez les patients VIH [Tese de Doutoramento]. [França]: Universidade de Toulouse, Universidade de Toulouse III-Paul Sabatier; 2019.

48. **Michaud G**. Abordagem para a síntese diastereosselectiva de □ análogos de nucleósidos e síntese de novos análogos de nucleósidos C2'-deoxi.

49. **MONTJAUX N., BOSSARD G.** "Hypoglycaemia in newborns at or near term". 2012. 3-10p. Hôp Enfants Toulouse Cent Hosp Cahors. 2012;2(58):3-10p.

50. **MSHP, CNLS-IST, (Ministério da Saúde do Burkina Faso, Conselho Nacional de Luta contra o VIH/SIDA e as IST).**

Normas e protocolos de tratamento médico das pessoas que vivem com VIH no Burkina Faso. 6ª Edição; junho de 2021.226p.

51. **Njikeutchi DFN**. Contribution à l'établissement des valeurs de référence de paramètres biologiques chez le burkinabé adulte : évaluation de cinq constituants biochimiques au service de chimie biologie du Centre Hospitalier Universitaire Yalgado Ouédraogo (CHU-YO) à Ouagadougou. 2003;126(2):130.

52. **NÚMERO A**. Suivi de la qualité de dosage de la glycemie, de la creatininemie et de l'uremie au laboratoire de biochimie du centre hospitalier universitaire pediatrique charles de gaulle. ºTese em farmácia, tese N 199, Universidade Joseph KI-ZERBO, Burkina Faso; 2014.

53. **OMS**. A OMS recomenda o dolutegravir como a opção preferida de tratamento do VIH em todas as populações [Internet]. 2019 [citado em 29 de agosto de 2022]. Disponível em: https://www.who.int/fr/news/item/22-07-2019-who-recommends-dolutegravir-as-preferred-hiv-treatment-option-in-all-populations

54. **OMS/CDS/HIV**. Atualização das recomendações sobre os regimes anti-retrovirais de primeira e segunda linha [Internet]. 2019 [citado 6 Fev 2024]. Disponível em: https://www.who.int/publications-detail-redirect/WHO-CDS-HIV-19.15

55. **OMS/HIV-SIDA**. Key facts about HIV/AIDS [Internet]. [cited 1 Sep 2023]. Disponível em: https://www.who.int/fr/news-room/fact-sheets/detail/hiv-aids

56. **UNAIDS**. UNAIDS HIV Treatment [Internet]. 2020. Disponível em: https://www.unaids.org/fr/topic/treatment

57. **UNAIDS**. Novo relatório da ONUSIDA mostra que é possível acabar com a SIDA até 2030 e traça o caminho a seguir [Internet]. 2023. Disponível em: https://www.unaids.org/fr/resources/presscentre/pressreleaseandstatementarchive/2023/july/unaids-global-aids-update

58. **UNAIDS**. Programa Conjunto das Nações Unidas sobre o VIH/SIDA. Fact Sheet - Últimas estatísticas sobre o estado da epidemia de SIDA_UNAIDS_FactSheet_en. 2023.

59. **Rosenbach KA, Allison R, Nadler JP**. Daily dosing of highly active antiretroviral therapy. Clin Infect Dis. 2002;34(5):686-92.

60. **Saint Blaise**. A epidemia de SIDA em dez datas-chave [Internet]. ladepeche.fr. 2021. Disponível em: https://www.ladepeche.fr/2021/06/07/lepidemie-de-sida-en-dix-dates-cles-9591762.php

61. **Saliou M**. Suivi clinique et biologique des patients sous antirétroviraux à l'hôpital du point G. ºTese de Mestrado em Medicina N 35, Bamako, Mali; 2005.

62. **Samaké GM**. Évaluation du succès thérapeutique d'une stratégie antirétrovirale comportant le dolutégravir administré chez des patients infectés par le VIH suivis à l'USAC du CSRef de la commune VI du District de Bamako. Tese de doutoramento, USTTB, Mali; 2023.

63. **Saran MNM**. Verificação do tipo de VIH em doentes a tomar anti-retrovirais no Departamento de Doenças Infecciosas do CHU Point G, Bamako, Mali. 2019;166(3):88.

64. **SP/CNLS-IST, Conselho Nacional de Luta contra a SIDA e as IST**. Cadre Stratégique de lutte contre le VIH, le Sida et les infections sexuellement transmissibles 2011-2015 (documento final). Ouagadougou: 2022.

65. **SP/CNLS-IST, Conselho Nacional de Luta contra a SIDA e as IST**. Relatório de atividade sobre a resposta à SIDA no Burkina Faso-GAM [Internet]. 2019. Disponível em: https://www.unaids.org/sites/default/files/country/documents/BFA_2019_countryreport.pdf

66. **Ssempijja V, Nakigozi G, Chang L, Gray R, Wawer M, Ndyanabo A, Kasule J, Serwadda D, Castelnuovo B, Hoog A van't**. Taxas de mudança para terapia antirretroviral de segunda linha e impacto da mudança tardia nos resultados imunológicos, virológicos e de mortalidade entre adultos infectados pelo VIH com falha virológica em Rakai, Uganda. BMC Infect Dis. 2017;17:1-10.

67. **Taburet A-M, Paci-Bonaventure S, Peytavin G, Molina J-M**. Once-daily administration of antiretrovirals: pharmacokinetics of emerging therapies. Clin Pharmacokinet. 2003;42:1179-91.

68. **Tan Q, Zhu Y, Li J, Chen Z, Han GW, Kufareva I, Li T, Ma L, Fenalti G, Li J**. Structure of the CCR5 chemokine recetor-HIV entry inhibitor maraviroc complex. Science. 2013;341(6152):1387-90.

69. **Touré M**. Suivi cliniques, biologiques et thérapeutiques des personnes vivant avec le VIH sous ARV de Janvier 2018 à Décembre 2019 à l'USAC du CS Réf CVI Bamako. 2023;54(2):118.

70. **Weil JH, Boulanger J, Chambon P, Dubertret G, Gautheron D, Kedinger C, Lazdunski M, Montreuil J, Patte JC, Rebel G**. Biochimie générale 7ème édition. Masson; 2000.

71. **WILKINSON J, BARON N, MOSS W, WALKER P**. Standardisation of clinical enzyme assays: a reference method for aspartate and alanine transaminases. Natl Libr Med 1972. 25(11):940-4.

72. **Woollard SM, Kanmogne GD**. Maraviroc: a review of its use in HIV infection and beyond. Drug Des Devel Ther. 2015;5447-68.

73. **YATSIDIS H**. Medição das transaminases no soro. ED Naturebriefing 1960. 13(1):79-80.

74. **Zimmermann AE, Pizzoferrato T, Bedford J, Morris A, Hoffman R, Braden G**. Tenofovir-Associated Acute and Chronic Kidney Disease: A Case of Multiple Drug Interactions. Clin Infect Dis. 2006;42(2):283-90.

APÊNDICES

APÊNDICES

Formulário de recolha de dados :

		M1...	M2...	M3	M4
Contagem sanguínea	^{3}Leucócitos (10 / µL)				
	^{3}PN N (10 / µL)				
	^{3}PN E (10 / µL)				
	^{3}PN B (10 / µL)				
	^{3}Monócitos (10 / µL)				
	^{6}Glóbulos vermelhos (10 / µL)				
	Hemoglobina (g/dL)				
	VGM (fL)				
	^{3}Linfócitos (10 / µL)				
	^{3}Plaquetas (10 / µL)				
Transaminases	ALT (UI/L)				
	ASAT (UI/L)				
Amilase (UI/L)					
Creatininemia (µmol/L)					
Triglicéridos (mmol/L)					
Níveis de colesterol (mmol/L)					
Glicose no sangue (mmol/L)					
Género					
Idade					
Estado civil					
Profissão					
Cumprimento da terapêutica					

Autorização de recolha :

MINISTERE DE LA SANTE ET
DE L'HYGIENE PUBLIQUE

SECRETARIAT GENERAL

CENTRE HOSPITALIER UNIVERSITAIRE
YALGADO OUEDRAOGO

DIRECTION GENERALE

DEPARTEMENT DE SANTE PUBLIQUE

2023---0276---MSHP/SG/CHU-YO/DG/DSP/SPIH

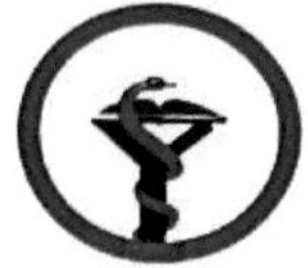

BURKINA FASO

Unité - Progrès Justice

Ouagadougou, le 24 FEV 2023

LE DIRECTEUR GENERAL

Au

Pr H. Noëla Estelle YOUL

Objet : Autorisation de collecte de données

J'accuse réception de votre demande relative à l'objet ci-dessus par laquelle vous demandez une autorisation de collecte de données au profit l'étudiant **SOME Sampiouroman** dans le cadre de l'élaboration de sa thèse dont le thème «Etude des paramètres biologiques de tolérance des protocoles antirétroviraux à base du Dolutegravir au Burkina Faso en 2022»
En réponse, j'ai le plaisir de vous informer que je marque mon accord pour le déroulement de ladite collecte.
Cependant l'étudiant SOME Sampiouroman est tenu de bien vouloir déposer une copie finale de sa thèse au département de santé publique.
Pour les modalités pratiques, il voudra bien prendre attache avec le responsable du service concerné.
Tout en vous souhaitant une bonne réception, veuillez recevoir, mes salutations.

Ampliation :
- Intéressé (e)
- DSP
- Pharmacie

Centre Hospitalier Universitaire YALGADO OUEDRAOGO — Le Directeur Général

Ousmane NERE
Chevalier de l'Ordre de l'Etalon

CURRÍCULO/ RESUMO

RESUMO

Título : Estudo dos parâmetros biológicos de tolerância dos doentes com VIH em protocolos ARV incluindo o dolutegravir nos serviços de dermatologia e de medicina interna do CHU-YO em 2022.

Objetivo: Descrever as reacções adversas biológicas dos doentes com VIH submetidos a protocolos ARV incluindo o dolutegravir em 2022 no CHU-YO.

Materiais e métodos: Trata-se de um estudo longitudinal retrospetivo com recolha de dados, cuja fonte foi o processo dos doentes de PVV seguidos com DTG entre dezembro de 2020 e dezembro de 2022. As variáveis consideradas incluíram hemogramas (hemoglobina, contagem de glóbulos brancos, linfócitos e plaquetas), creatininemia, transaminases (ALAT/ASAT), glicemia e amilasemia.

Resultados: Foram selecionados e incluídos no estudo 151 doentes a tomar dolutegravir com análises laboratoriais no início e após 6 meses de tratamento. A idade média dos doentes foi de 45 anos, com extremos de 17 e 89 anos. A infeção pelo VIH1 foi a mais comum (95,4%) e o protocolo TLD foi também o mais comum (91,4%). O hemograma era geralmente normal. Não se verificaram alterações significativas, exceto na hemoglobina. De facto, obtivemos uma taxa decrescente de anemia moderada entre o início e os 6 meses após o tratamento (41% e 14% respetivamente). µA nível bioquímico, os níveis de creatinina eram relativamente mais elevados após 6 meses de tratamento do que no início, mas permaneciam normais (83,48 mol/L). Quanto às transaminases, observámos um aumento do nível de ASAT para 45,93 UI/L no M6.

Conclusão: Pensa-se que os protocolos baseados no dolutegravir têm menos efeitos adversos nos doentes seropositivos que aderem rigorosamente ao tratamento. No entanto, é importante investigar a hepatotoxicidade destes protocolos ARV, incluindo o dolutegravir.

Palavras-chave: Doença VIH- Parâmetros biológicos- Tolerância-ARV- Dolutegravir

Autor : Sampiouroman SOME

Correio eletrónico: sampiourosome@gmail.com

Tel: 77233103/73947852

RESUMO

Título: Estudo dos parâmetros biológicos de tolerância do PV VIH seguido sob protocolos ARV incluindo Dolutegravir nos departamentos de dermatologia e medicina interna do CHU-YO em 2022.

Objetivo: Descrever os efeitos adversos biológicos da PV do VIH no protocolo ARV, incluindo o Dolutegravir, em 2022 no CHU-YO.

Materiais e métodos: Tratou-se de um estudo longitudinal retrospetivo com recolha de dados, cuja fonte foi o processo dos doentes PLHIV seguidos em DTG entre dezembro de 2020 e dezembro de 2022. As variáveis consideradas foram, entre outras, hemograma (taxa de hemoglobina, leucócitos, linfócitos e plaquetas); creatinina sérica, transaminases (ALT/ASAT), glicemia, amilase.

Resultados: No total, foram retidos e incluídos no estudo 151 ficheiros de doentes a tomar Dolutegravir com avaliações biológicas no início e depois de 6 meses de tratamento. A idade média dos doentes encontrados foi de 45 anos, com extremos de 17 e 89 anos. A infeção pelo VIH1 foi a mais representada 95,4% e o protocolo TLD foi também a maioria 91,4%. O hemograma era geralmente normal. Não se verificaram alterações significativas, exceto no caso da hemoglobina. De facto, obtivemos uma diminuição da taxa de anemia moderada entre o início e os 6 meses após o tratamento (41% e 14% respetivamente). A nível bioquímico, a creatinina sérica apresentava um nível relativamente elevado após 6 meses de tratamento em comparação com o início, mas continuava a ser normal (83,48□mol/L). Quanto às transaminases, observámos um aumento do nível de AST para 45,93UI/L no M6.

Conclusão: Os protocolos baseados no Dolutegravir teriam menos efeitos adversos nas pessoas seropositivas que aderem rigorosamente ao tratamento. No entanto, é importante investigar a hepatotoxicidade destes protocolos ARV que incluem o Dolutegravir.

Palavras-chave: HIV PV- Parâmetros biológicos- Tolerância- ARV-Dolutegravir

Autor: Sampiouroman SOME

Correio eletrónico: sampiourosome@gmail.com

Número de telefone: 77233103/73947852

JURAMENTO DE GALENO

JURAMENTO DE E GALIEN

"Juro na presença dos mestres da faculdade, dos conselheiros da Ordem dos Farmacêuticos e dos meus colegas estudantes :

Honrar aqueles que me ensinaram os preceitos da minha arte e mostrar-lhes a minha gratidão, mantendo-me fiel aos seus ensinamentos;

Exercer a minha profissão de forma consciencíosa, no interesse da saúde pública, e respeitar não só a legislação em vigor, mas também as regras de honra, probidade e desinteresse;

Nunca esquecer a minha responsabilidade e os meus deveres para com os doentes e a sua dignidade humana.

Em nenhuma circunstância aceitarei utilizar os meus conhecimentos e o meu estatuto para corromper a moral e encorajar actos criminosos.

Que os homens me estimem se eu for fiel às minhas promessas.

Que eu seja envergonhado e desprezado pelos meus colegas se não o fizer".

MINISTERE DE L'ENSEIGNEMENT SUPERIEUR,
DE LA RECHERCHE ET DE L'INNOVATION
****

BURKINA FASO
Unité – Progrès - justice

UNIVERSITE JOSEPH KI ZERBO
****
UNITE DE FORMATION ET DE RECHERCHE
EN SCIENCES DE SANTE (UFR/SDS)
****
SECTION PHARMACIE
****
03 BP : 7021 OUAGADOUGOU 03
TEL : 25-33-73-97 FAX : 25-33-73-98

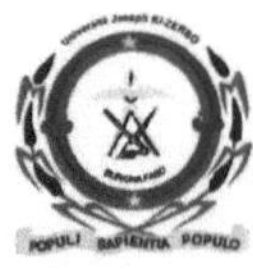

Ouagadougou, 02 Mai 2024

ATTESTATION DE CORRECTION

Nous soussignons **Professeur Éstelle N.H. YOUL** (Professeur titulaire en Pharmacolgie) Directrice de thèse et **Professeur Elie KABRE** (Professeur titulaire en Biochimie) Président du Jury, certifions que le **Docteur SOME Sampiouroman** a apporté les corrections à la thèse intitulée : « **EVOLULION DES PARAMETRES BIOLOGIQUES DE TOLERANCE DES PV VIH SUIVIES SOUS PROTOCOLES ARV INCLUANT LE DOLUTEGRAVIR DANS LES SERVICES DE DERMATOLOGIE ET DE MEDECINE INTERNE DU CHU-YO EN 2022** », conformément aux recommandations des membres du jury le jour de sa soutenance (18/04/2024) de Doctorat en pharmacie (diplôme d'Etat).

Directrice de thèse

Dr Estelle N. H. YOUL
Pharmacien
Maître de Conférences Agrégé en Pharmacologie
Université Joseph Ki-Zerbo
CHU Yalgado Ouédraogo

Pr Estelle N. H. YOUL

Président du jury

Dr Elie KABRE
Pharmacien (PHD)
Pr. Agrégé de Biochimie
UFR / SDS Ouagadougou
Tél.: 70 39 23 75
e-mail: elie.kabre@gmail.com

Pr Elie KABRE

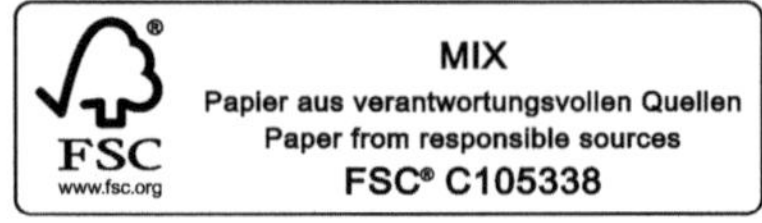

Printed by Books on Demand GmbH, Norderstedt / Germany